Hoyer • Vogel

Verhaltensaktivierung

D1920766

E-BOOK INSIDE + ARBEITSMATERIAL

Hoyer • Vogel: Verhaltensaktivierung. Techniken der Verhaltenstherapie
Mit dem untenstehenden Download-Code erhalten Sie die PDF-Version dieses Buches. Bitte beachten Sie den Hinweis auf die zusätzlichen Arbeitsmaterialien im Anhang.

So laden Sie Ihr E-Book inside herunter:

1. Öffnen Sie die Website: http://www.beltz.de/ebookinside
2. Geben Sie den untenstehenden Download-Code ein und füllen Sie das Formular aus
3. Mit dem Klick auf den Button am Ende des Formulars erhalten Sie Ihren persönlichen Download-Link [Für den Einsatz des E-Books in einer Institution fragen Sie bitte nach einem individuellen Angebot unseres Vertriebs: vertrieb@beltz.de. Nennen Sie uns dazu die Zahl der Nutzer, für die das E-Book zur Verfügung gestellt werden soll.]
4. Beachten Sie bitte, dass der Code nur einmal gültig ist. Bitte speichern Sie die Datei auf Ihrem Computer

Download-Code

T66CS-K4N6K-39MMU

Jürgen Hoyer • Diana Vogel

Verhaltensaktivierung

Techniken der Verhaltenstherapie.

Mit E-Book inside und Arbeitsmaterial

BELTZ

Anschrift der Autoren:
Professor Dr. Jürgen Hoyer
Technische Universität Dresden
Institutsambulanz und Tagesklinik für Psychotherapie
Hohe Str. 53
01 187 Dresden

Dipl.-Psych. Diana Vogel
Technische Universität Dresden
Institutsambulanz und Tagesklinik für Psychotherapie
Hohe Str. 53
01 187 Dresden

Reihe »Techniken der Verhaltenstherapie«
Herausgeber:
Dr. Peter Neudeck
Praxis in der Salzgasse
Psychotherapie, Supervision, Coaching
Lehrpraxis der AVT Köln
Salzgasse 7
50 667 Köln

FSC www.fsc.org MIX Papier aus verantwortungsvollen Quellen FSC® C089473

Dieses Buch ist erhältlich als:
ISBN 978-3-621-28509-4 Print
ISBN 978-3-621-28510-0 E-Book (PDF)

1. Auflage 2018

Lektorat: Natalie Brecht
Umschlagbild: iStock/cherezoff
Herstellung: Uta Euler
Gesamtherstellung: Beltz Bald Langensalza GmbH, Bad Langensalza
Printed in Germany

Weitere Informationen zu unseren Autoren und Titeln finden Sie unter: www.beltz.de

Inhaltsübersicht

Inhalt

Anhang 133

Vorwort

Unter einer Depression zu leiden ist, als würde man das Leben durch eine dunkle Brille sehen. Depressionen verzerren nicht nur Gedanken ins Negative, sie engen auch die Perspektive ein und nehmen den Mut zu neuen Lösungsversuchen. Die Energie scheint zu fehlen, Traurigkeit, Mutlosigkeit, Selbstzweifel, Schuldgefühle sind typisch. In den allermeisten Fällen ist es dennoch möglich, den Alltag allmählich wieder angenehmer zu machen, indem man das für die Verhaltenstherapie leitende Prinzip der kleinen Schritte befolgt: kleine Schritte in Richtung der eigenen Wünsche und Werte zu gehen.

Während einer Depression ist es also wenig heilsam, über ihre Ursachen und Auswirkungen nachzugrübeln. Besser ist es, die eigenen verbliebenen Möglichkeiten zu nutzen, sich aus ihr herauszubewegen. Dieser Grundsatz erschien uns gerade für akute Depressionen besonders geeignet. Seit Jahren behandeln wir deshalb Patienten, die sich für eine ambulante Verhaltenstherapie angemeldet haben und bei denen eine Depression diagnostiziert wurde, mit der Methode der Verhaltensaktivierung. Um unnötige Wartezeiten zu vermeiden, bieten wir zumeist Gruppentherapien an, die im Acht-Wochen-Zyklus stattfinden.

Die Erfolge haben uns selbst verblüfft, denn die Besserungsraten nach nur acht Wochen ähneln denen langwieriger und komplexer Depressionsbehandlungen. Patienten äußern sich oft deshalb besonders zufrieden, weil sie von Anfang an ein hoch strukturiertes Programm durchlaufen, das sich nicht scheut, konkrete Vorschläge zu machen, was man gegen die Depression tun kann; Vorschläge, die als leicht nachvollziehbar erlebt werden, da sie direkt an dem persönlichen Aktivitätenprofil der Patienten ansetzen. Allein diese (Wieder-)Verfügbarkeit von Handlungsmöglichkeiten wirkt der Hoffnungslosigkeit entgegen und ermöglicht früh erste Erfolgserlebnisse. Gegenüber früheren »klassischen« Ansätzen zur Verhaltensaktivierung nutzen wir dabei die moderneren Varianten, welche den Wertebezug des Verhaltens betonen. Es geht also nicht einfach nur um ein »Mehr« an Aktivitäten oder gar eine Rückkehr in alte und möglicherweise schädliche Routinen, sondern um eine bessere Ausrichtung des Verhaltens an den eigenen Werten und Zielsetzungen, an dem, was der Patientin oder dem Patienten wichtig ist. Auf diese Weise wird Verhalten wieder im positiven Sinne verstärkungswirksam.

Aufgrund der Erfahrungen mit inzwischen 150 Einzel- und Gruppenbehandlungen auf der Basis der wertebezogenen Verhaltensaktvierung, freuen wir uns, diesen Ansatz einschließlich seiner verstärkungstheoretisch begründeten Wurzeln nun in der Reihe »Techniken der Verhaltenstherapie« vorstellen zu dürfen. Unser erster Dank gilt dabei den Patienten, insbesondere denjenigen, die wir im Hinblick auf die Fallbeispiele im Buch zusätzlich interviewt haben und die ihre Einwilligung dazu gegeben haben, Teile ihrer Erlebnisse und Behandlungsgeschichte in diesem Buch anonymisiert wiederzufinden. Gleichzeitig danken wir dem Herausgeber, Dr. Peter Neudeck, und dem Beltz Verlag.

Beim Entstehen des Buches waren Vor-Versionen des hier zugrunde gelegten Manuals eine große Hilfe, für deren Erstellung wir Dipl.-Psych. Esther Nickerl und Dipl.-Psych. Nadine Furka (die auch Vorarbeiten zu diesem Manuskript einbrachte) herzlich danken möchten. Beim Übertrag des Manuals in die Praxis und bei der Organisation unserer Verhaltensaktivierungsgruppen danken wir Dipl.-Psych. Christin Thurau für ihre Unterstützung. Ferner gilt unsere Anerkennung dem Team der Institutsambulanz für Psychotherapie der TU Dresden und den vielen Kolleginnen und Kollegen, die neben uns die Gruppentherapien durchgeführt und evaluiert haben.

Abschließend folgt ein Leserhinweis: Zwar wissen wir, dass im deutschsprachigen Sprachraum die ambulante Verhaltenstherapie in aller Regel im Einzelsetting durchgeführt wird, dennoch stellen wir für die einzelnen Sitzungen unseres Manuals für die Verhaltensaktivierung immer auch Besonderheiten für das Gruppensetting heraus. Wir hoffen, dass dies dazu ermutigt, mehr Gruppentherapien durchzuführen, damit Wartezeiten reduziert werden und die Therapien in der gleichen Zeit einer größeren Anzahl an Menschen zugutekommen.

Dresden, im Herbst 2017 *Jürgen Hoyer und Diana Vogel*

1 Verhaltensaktivierung: Einführung in die Methode

Was brauchen depressive Patienten am meisten? Helfen ihnen komplexe, anspruchsvolle Methoden besser oder solche mit einem einfachen, klar verständlichen Rational und einfachen, klar definierten Schritten?

Die Einfachheit in der Zielsetzung und im Vorgehen ist eine große Stärke der Verhaltensaktivierung. Sie ist nicht nur für Patienten, sondern auch für Therapeuten leicht vermittelbar und lernbar (Richards et al., 2016). Zudem setzt sie direkt an einigen der subjektiv als besonders belastend empfundenen symptomatischen Defizite der Depression an: sozialer Rückzug, Interessenverlust, Inaktivität, Anhedonie. Eine Reduktion dieser Symptome ist die Voraussetzung für die psychotherapeutische Bearbeitung weiterer mit der Depression assoziierter Probleme. Für viele Depressionsexperten ist deshalb die Verhaltensaktvierung nicht nur der erste, sondern auch der wichtigste Schritt in der Depressionsbehandlung.

Einordnung. Verhaltensaktivierung ist eine klassische verhaltenstherapeutische Methode. Auch in der kognitiven Verhaltenstherapie (KVT) nach Beck – über Jahrzehnte die Methode der Wahl in der psychotherapeutischen Behandlung der Depression – spielt sie eine zentrale Rolle: Sie ist neben der kognitiven Umstrukturierung die zweite Säule der KVT der Depression, zumal zwischen Handeln und Fühlen und Gedanken ein enger Zusammenhang besteht (vgl. z. B. Hautzinger, 2013).

> **!** Verhaltensaktivierung ist *die* Methode, um depressive Patienten wieder zu motivieren.

Sie ist aber zunächst eine *behaviorale* Methode, was Missverständnisse mit sich bringen könnte. Behaviorale Methode bedeutet, dass auf hypothetische Konstrukte und komplexe psychologische Theorien zur Erklärung eines bestimmten Verhaltens (hier zum Beispiel die Inaktivität und der soziale Rückzug), so gut wie vollständig verzichtet wird. Stattdessen bilden lediglich der Kontext bzw. die Antezedenzbedingungen, in dem ein bestimmtes Verhalten gezeigt wird, das Verhalten selbst und die auf das Verhalten folgenden Konsequenzen den Fokus der Betrachtung (Farmer & Chapman, 2008). Bei der Analyse der Antezedenzbedingungen oder Konsequenzen steht das beobachtbare Verhalten der Person im Vordergrund. Als »beobachtbares Verhalten« wird dabei das Erleben und Verhalten der Person definiert, sofern es zumindest für die Person selbst beobachtbar ist; es schließt also physiologische, emotionale und kognitive Verhaltensparameter genauso ein wie offen gezeigtes Verhalten. Auf Bewertungen des Verhaltens im Sinne einer Norm wird gänzlich verzichtet.

Für die Behandlung der Depression folgt daraus: Es gilt die Bedingungen und Konsequenzen zu identifizieren und zu verändern, die das depressive Verhalten auslösen und verfestigen. Niedergeschlagenheit, Antriebslosigkeit und Anhedonie lassen sich verändern, indem depressives Verhalten Schritt für Schritt durch potenziell belohnende Aktivitäten ersetzt wird.

Übersicht

Behaviorale Prinzipien in der Behandlung der Depression

- Auf Annahmen über mögliche Defekte oder Defizite (er oder sie »hat«...) wird verzichtet.
- Zur Erklärung problematischen depressiven Verhaltens werden funktionale Bedingungsanalysen herangezogen, in denen die der depressiven Stimmung vorausgehenden Bedingungen und die ihr folgenden Konsequenzen festgestellt werden.
- Es gilt insbesondere diejenigen *Verhaltensmuster* zu identifizieren, die einer Verschlechterung der Stimmung vorausgehen.
- Kleine Verhaltensänderungen werden vereinbart und die darauf im Hinblick auf die Stimmung folgenden Veränderungen werden protokolliert.
- Vermeidungsverhalten, das mit der Aufrechterhaltung depressiver Stimmung assoziiert ist, oder das die Realisierung wichtiger Lebensziele blockiert, wird identifiziert.
- Patienten werden dazu ermutigt und dabei unterstützt, wieder aktive Schritte in Richtung dieser Ziele und Werte zu unternehmen.

In Lehrbüchern und in der Therapieforschung zur KVT der Depression kam die Verhaltensaktivierung, möglicherweise weil die (klassische) Verhaltenstherapie zu stark negativ konnotiert war (mit »Rattenexperimenten« und dem überzogenen Anspruch, menschliches Verhalten vorhersagen und antrainieren zu können), jahrzehntelang über ein Schattendasein nicht hinaus. Die kognitive Umstrukturierung galt gewissermaßen als »Königsdisziplin« für den versierten Therapeuten, mit einer Vielzahl von Techniken und Methoden, die den Prozess der kognitiven Umstrukturierung zu fördern vermögen und so Bewältigungskompetenzen stärken (vgl. z. B. Hautzinger, 2013; Hautzinger & Pössel, 2017; Mühlig & Poldrack, in Druck). Aus heutiger Sicht ist die starke Betonung der kognitiven Umstrukturierung bei der Depression ein Missverständnis. Empirische Studien sprechen dafür, dass Verhaltensaktivierung mindestens so wirksam ist wie die kognitive Umstrukturierung, dass sie dabei aber Patienten mit schwereren Depressionssymptomen sogar besser erreicht (Dimidjian et al., 2006), effizienter eingesetzt und vermittelt werden kann (Richards et al., 2016) und außerdem ohne wesentliche Effektivitätseinbußen auch im Gruppenformat vermittelbar ist (Lochmann & Hoyer, 2013). Sie gibt zudem dem Patienten die Chance, die Zahl potenzieller Verstärker im Leben zu erhöhen, was auch präventive Effekte einschließt (Hautzinger, 2013). Gerade ein verbesserter Zugang zu Verstärkern auch bei der Reduktion der Rückfallwahrscheinlichkeit im Bereich der Depression von zentraler Bedeutung (vgl. zum Beispiel die Well-being-Therapy von

Fava, 2016, oder andere Rückfallpräventionsprogramme wie das von Risch, Stangier, Heidenreich, & Hautzinger, 2012).

Entscheidend bei der Verhaltensaktivierung ist allerdings, nicht einfach ein »Mehr an allem« anzubieten, sondern die Aktivitätenplanung in die Ziele und Wertvorstellungen einer Person einzubetten. So erscheint es zunächst nicht intuitiv, wenn eine depressive Mutter zweier Kinder sich neben allen anderen Belastungen und Beanspruchungen vornimmt, am Wochenende das Kinderzimmer neu zu streichen. Hat die Person allerdings die Wertvorstellung, dass sie eine gute Mutter sein möchte, die sich um die Instandhaltung des Haushalts kümmert, und ist dies der Person wichtig, kann diese Tätigkeit sich für sie als ausgesprochen antidepressiv erweisen. Es geht genauso um sinnvolle, wie um freudvolle Aktivitäten. Neuere reformulierte Konzeptionen der Verhaltensaktivierung (Lejuez, Hopko, & Hopko, 2001; Martell, Dimidjian, & Herman-Dunn, 2010) beziehen deshalb die Ziel- und Wertvorstellungen in die Techniken der Verhaltensaktivierung ausdrücklich mit ein. Dadurch erhielt die Methode in den letzten zwei Jahrzehnten vermehrt Aufmerksamkeit und Akzeptanz bei praktizierenden Therapeuten.

Diese »Wiederentdeckung« der Verhaltensaktivierung als einem zentralen Interventionsbaustein der Verhaltenstherapie hat zuletzt auch zahlreiche Studien angestoßen, in denen die Methode nicht mehr nur bei unipolaren Depressionen, sondern bei anderen Zielpopulationen eingesetzt wurde (z. B. bei gemischten Angst- und depressiven Störungen, bei Älteren, bei Patienten mit kognitiven Einschränkungen und anderen mehr, s. Abschn. 2.2). Zugleich wurden neue Varianten erprobt, mit denen die Wirksamkeit der Methode potenziell erhöht werden kann (z. B. Renner, Ji, Pictet, Holmes, & Blackwell, 2017). Im Folgenden werden die theoretischen und grundlagenwissenschaftlichen Wurzeln des Verfahrens dargestellt, um anschließend den »State of the art« abzuleiten und im Hauptteil des Buches wesentliche Komponenten praxisnah vorzustellen.

1.1 Hintergrund: das Verstärker-Verlust-Modell nach Lewinsohn (1974)

Der therapeutische Ansatz der Verhaltensaktivierung ergibt sich aus dem 1974 von Peter M. Lewinsohn postulierten behavioralen Erklärungsmodell der Depression (Lewinsohn, 1974). Im deutschen Sprachraum wird sein lernpsychologisch-verstärkungstheoretisches Modell zumeist unter dem Begriff »Verstärker-Verlust-Theorie« der Depression beschrieben (vgl. Beesdo-Baum & Wittchen, 2011; Hautzinger, 2013). Lewinsohn prägte den Begriff der verhaltenskontingenten positiven Umweltverstärkung und bezeichnete hiermit eine positive Verstärkung (positive Reaktion) der Umwelt, welche direkt auf das Verhalten einer Person erfolgt bzw. durch das Verhalten einer Person hervorgerufen wird. Zum Beispiel wird das Verhalten, eine vorbeigehende Person anzulächeln, durch deren freundliches Zurücklächeln positiv verstärkt. In diesem Fall wird das Verhalten, eine vorbeigehende Person anzulächeln, nach den Prinzipien der operanten Konditionierung, mit einer erhöhten Wahrscheinlichkeit wieder gezeigt, da dem Verhalten eine positive Konsequenz folgte.

Lewinsohns initiales Depressionsmodell entstand aus der klinischen Beobachtung heraus, dass depressive Patienten sowohl eine allgemein geringe Verhaltensrate, als auch eine geringe Rate verhaltenskontingenter positiver Umweltverstärkung (insbesondere im sozialen Kontakt) aufweisen. Basierend auf dieser beobachteten Assoziation zwischen einer niedrigen Rate verhaltenskontingenter positiver Umweltverstärkung und depressiven Symptomen, schlussfolgerte er, dass ein Mangel oder eine Reduktion verhaltenskontingenter positiver Umweltverstärkung eine hinreichende Bedingung für die Entwicklung depressiver Symptome darstellt. Darüber hinaus formulierte er auch Annahmen über mögliche Konstellationen des Zustandekommens einer niedrigen Rate positiver Umweltverstärkung: Diese setzen sich zusammen aus einer generell niedrigen Verstärkerrate in der Umwelt, einer schlechteren Erreichbarkeit dieser Verstärker und aus einem typischen instrumentellem Verhalten depressiver Personen, das das Erreichen von Verstärkern häufig erschwert.

> **!** Die Grundüberlegung des Verstärker-Verlust-Modells ist: Wenn Menschen weniger Verstärkung erleben, liegt das daran, dass sie *selbst* sich (z.B. nach einem Verlusterlebnis) anders verhalten.

Weiterhin führt Lewinsohn den Spezialfall an, dass die Entwicklung depressiver Symptome und insbesondere ihr Ausdruck gegenüber anderen (z.B. Niedergeschlagenheit, Klagen etc.) zunächst häufig zu einer positiven Verstärkung durch die Umwelt führt (z.B. Anteilnahme, Hilfsangebote etc.). Diese positive Verstärkung wird als zusätzliche aufrechterhaltende Bedingung des depressiven Verhaltens betrachtet. Langfristig besteht jedoch eine zunehmende Wahrscheinlichkeit, dass sich die anfangs gezeigte soziale Unterstützung der Umwelt reduziert oder gar in eine soziale Vermeidung der betroffenen Person umschlägt. Für einen solchen Prozess kommen vielfältige Gründe infrage, angefangen bei der Frustration der Umwelt über angebotene und nicht wahrgenommene Hilfsangebote bis hin zu der einfachen Tatsache, dass das Zusammensein mit einer depressiven Person auf die Dauer als eher unangenehm erlebt werden kann. Für den depressiven Patienten geht ein solcher Verlauf mit einem weiteren Verlust von potenziellen Verstärkern einher, was wiederum zu einer Verschlechterung der depressiven Symptomatik führt. Eine grafische Darstellung des verstärkungstheoretischen Depressionsmodells nach Lewinsohn (1974) findet sich in Abbildung 1.

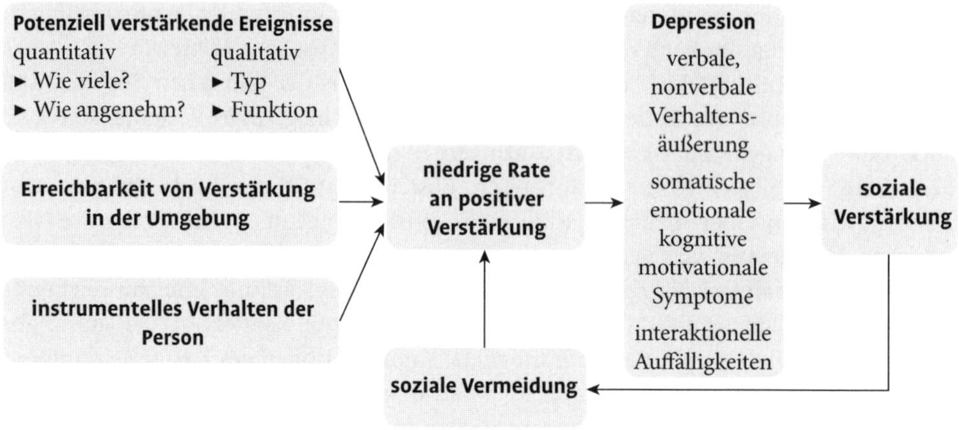

Abbildung 1.1 Verstärkungstheoretisches Modell nach Lewinsohn (1974), adaptiert nach Hautzinger (2003)

1.1.1 Empirische Evidenz zum Verstärker-Verlust-Modell

Evidenz. Zur empirischen Überprüfung der Verstärker-Verlust-Theorie liegen zahlreiche Studien vor, deren Ergebnisse hier exemplarisch dargestellt werden sollen.

Erste Untersuchungen des Zusammenhanges zwischen positiver Verstärkung und Depression führten Lewinsohn und Libet (1972) durch. Die Stichprobe wurde innerhalb der Untersuchung (ähnlich wie in vielen nachfolgenden Studien), anhand verschiedener Fragebögen und eines semistrukturierten klinischen Interviews in drei diagnostische Subgruppen unterteilt: Die erste Gruppe stellten depressive Personen (Primärdiagnose Depression), die zweite psychiatrische Kontrollpersonen (Vorliegen einer psychiatrischen Erkrankung, jedoch nicht primär depressiv) und die dritte gesunde Kontrollpersonen.

Das weitere Vorgehen in der genannten Studie kann folgendermaßen beschrieben werden: Zur Erstellung individueller Aktivitätspläne wurde zuerst eine Baseline Erhebung mit der Pleasant Event Schedule (PES; MacPhillamy & Lewinsohn, 1982) durchgeführt, ein Selbstbeurteilungsinstrument zur Erfassung der im Alltag erlebten positiven Verstärkung. Das PES ist als eine 320 Items lange Liste angenehmer Aktivitäten konzipiert, für die einzeln eingeschätzt werden soll, wie häufig ein angenehmes Erlebnis (bezogen auf den vergangenen Monat) aufgetreten ist und als wie angenehm dieses erlebt wurde. Damit erlaubt das PES nicht nur eine Schätzung der Frequenz (Quantität) und des subjektiv empfundenen Behagens (Qualität) angenehmer Erlebnisse, sondern auch eine Schätzung der tatsächlich erlebten positiven Verstärkung (berechnet als das Produkt aus Quantität und Qualität angenehmer Erlebnisse). Die 160 PES-Items, die von der entsprechenden Person als am angenehmsten/freudvollsten bewertet wurden, bildeten den Ausgangspunkt für die Erstellung individueller Aktivitätspläne. Die Teilnehmer wurden dann gebeten, täglich (für 30 konsekutive Tage), sowohl einen Fragebogen zur Erfassung der depressiven Symptomatik auszufüllen, als auch anzugeben, welche Aktivitäten des Aktivitätsplans durchgeführt wurden.

Die statistische Auswertung der erhobenen Daten weist auf eine signifikant negative Assoziation zwischen der Anzahl durchgeführter angenehmer Aktivitäten und depressiver Symptome hin. Dieses Ergebnis gilt über alle diagnostischen Subgruppen hinweg, jedoch konnten auch große interindividuelle Unterschiede im Ausmaß der berichteten Assoziation gefunden werden. Hinweise auf die kausale Richtung des Zusammenhangs zwischen Depression und Aktivität konnten nicht gefunden werden, der Vergleich zeitlich versetzter Assoziation (depressive Symptomatik -1 oder -2 Tage bzw. + 1 oder +2 Tage) ergab keinen signifikanten Unterschied in der Größe der Assoziation.

Eine methodisch ähnliche Studie führten Lewinsohn und Graf (1973) durch. Dabei konnte ein signifikant höherer negativer Zusammenhang zwischen angenehmen Aktivitäten und depressiven Symptomen in der Gruppe der Depressiven im Vergleich zur psychiatrischen und gesunden Kontrollgruppe gefunden werden. Auch konnte gezeigt werden, dass bestimmte Aktivitäten in einem höheren Maß (negativ) mit depressiven Symptomen korrelieren als andere. Hierzu zählen insbesondere Aktivitäten mit Sozialkontakten (z. B. das Zusammensein mit einer geliebten Person), Aktivitäten, die als inkompatibel mit depressiven Affekten erscheinen (z. B. in der Sonne zu sitzen) sowie »ego-supportive« Aktivitäten, bei denen Gefühle von Kompetenz und Unabhängigkeit erlebt werden (z. B. eine Aufgabe zufriedenstellend zu lösen). Aktivitäten wie vermehrtes Arbeiten oder Fernsehen schützen hingegen weniger vor Depression.

Depressive Personen zeigten des Weiteren eine signifikant geringere Rate angenehmer Aktivitäten im Vergleich zu beiden Kontrollgruppen. Diese konnte sowohl durch eine reduzierte Diversität (Bandbreite) angenehmer Aktivitäten, als auch durch mangelnde Wiederholungen angenehmer Aktivitäten erklärt werden. Zwischen der Vielfalt angenehmer Aktivitäten und der Wiederholung solcher konnte ein substanzieller positiver Zusammenhang gezeigt werden.

Der Befund, dass depressive Personen sowohl eine geringere Aktivitätsrate und eine damit verbundene geringere Rate positiver Verstärkung erleben als auch eine eingeschränkte Bandbreite angenehmer Aktivitäten aufweisen, konnte in einer weiteren Studie von MacPhillamy und Lewinsohn (1974) repliziert werden. Darüber hinaus konnte in dieser Studie gezeigt werden, dass depressive Personen weniger Freude/Behagen bei angenehmen Aktivitäten/Erlebnissen bzw. an vorhandenen Verstärkern erleben. Weitere Hinweise, welche die Annahmen der Verstärker-Verlust-Theorie stützen, stammen aus zahlreichen Untersuchungen, in denen gezeigt werden konnte, dass therapeutische Interventionen, die den Aufbau angenehmer Aktivitäten (positiver Verstärkung) forcieren, zu einer deutlichen Reduktion depressiver Symptome beitragen können (Barrera, 1979).

> **!** Zahlreiche Studienergebnisse weisen darauf hin, dass Patienten mit Depression, wie im Verstärker-Verlust-Modell von Lewinsohn postuliert, eine geringere Aktivitätsrate als gesunde Kontrollpersonen aufweisen und damit auch eine geringere Rate positiver Verstärker im Alltag.

Trotz weniger explizit formulierter Annahmen hinsichtlich des Zusammenhangs zwischen depressiven Symptomen und aversiven Ereignissen/Aktivitäten in der ersten Formulierung der Verstärker-Verlust-Theorie liegen diesbezüglich zahlreiche aussagekräftige Untersuchungen vor. So untersuchten Lewinsohn und Talkington (1979) im Rahmen der Evaluierung der analog zum PES entwickelten Unpleasant Events Scale (UES), eine Skala zur Erfassung unangenehmer bzw. aversiver Ereignisse und Aktivitäten, eine Stichprobe, aufgeteilt in zwei diagnostische Gruppen: gesunde und pathologisch leicht auffällige Kontrollpersonen. Alle Studienteilnehmer füllten (analog zu Studien mit dem PES) für einen Zeitraum von 30 konsekutiven Tagen, sowohl einen Fragebogen zur Erfassung depressiver Symptome als auch eine aus der UES individuell abgeleitete Liste mit aversiven Ereignissen aus. Die Ergebnisse der Untersuchung zeigen, dass depressive Patienten im Vergleich zu beiden Kontrollgruppen, nur eine marginal höhere Frequenz aversiver Ereignisse erleben. Signifikante Unterschiede ergaben sich jedoch bei der Bewertung negativer Ereignisse. Diese wurden von depressiven Patienten als signifikant negativer bzw. aversiver eingeschätzt, wobei schwer depressive Patienten signifikant mehr erlebte Aversion berichteten, als depressive Patienten mit einem leichteren Schweregrad der Erkrankung. Ein positiver Zusammenhang zwischen dem berechneten Produkt aus erlebter Häufigkeit und empfundener Aversion negativer Ereignisse und depressiven Symptomen konnte sowohl für depressive Patienten, als auch in beiden Kontrollgruppen gefunden werden.

Grosscup und Lewinsohn (1980) konnten anhand einer Untersuchung mit depressiven Patienten den Befund eines signifikant positiven Zusammenhangs zwischen der Rate erlebter negativer Ereignisse und depressiver Symptome replizieren. Allerdings ergaben sich in dieser Studie auch signifikante Zusammenhänge zwischen der bloßen Frequenz aversiver Ereignisse und depressiven Symptomen. Außerdem konnte, wenn auch nur auf korrelativer Basis, nachgewiesen werden, dass für die Population depressiver Patienten eine hohe Rate aversiver Ereignisse mit einer Reduktion von Freude und Behagen an angenehmen Ereignissen/Aktivitäten assoziiert ist. Alle Patienten erhielten nach der 30-tägigen Selbstbeobachtungsphase angenehmer (PES) und aversiver Ereignisse (UES) eine auf 12 Sitzungen begrenzte Einzelpsychotherapie mit dem therapeutischen Schwerpunkt, die individuelle Rate angenehmer Aktivitäten/Ereignisse zu erhöhen. Beim Vergleich der Therapie Prä- und Postdaten konnte durch einen Anstieg der Rate positiver Aktivitäten eine signifikante Reduktion der depressiven Symptomatik verzeichnet werden. Darüber hinaus war die Abnahme der depressiven Symptomatik von einer Abnahme der empfundenen Aversion bei negativen Ereignissen begleitet. Es war also ausreichend, die Rate angenehmer Aktivitäten zu erhöhen, um die negativen Bewertungstendenzen zumindest teilweise zu verringern.

Wirkung von positiver Umweltverstärkung und Interaktion. Auch für die Annahme, dass depressive Personen besonders im interaktionalen Bereich einen Mangel an verhaltenskontingenter positiver Umweltverstärkung erleben bzw. ein defizitäres interaktionales Verhaltensrepertoire aufweisen, liegen wissenschaftliche Befunde vor. Besonders eindrücklich sind hier die Ergebnisse aus einer Beobachtungsstudie von Lewinsohn und

Shaffer (1971). In dieser Studie wurden Beobachtungen im häuslichen Umfeld depressiver Patienten, meist zum Zeitpunkt gemeinsamer Familienmahlzeiten, durchgeführt. Ziel der Beobachtungen war es, das Interaktionsverhalten depressiver Patienten und das ihrer Familienmitglieder auf Verhaltensmuster zu überprüfen, die zu einer geringen Rate positiver Verstärkung führen. Die Auswertung der mittels eines aufwendigen Codierungssystems erhobenen Daten ergab, dass eine Vielzahl von Verhaltensweisen und Interaktionsmustern zu einer geringen Rate positiver Verstärkung im Sozialkontakt beitragen können. Kritische Interaktionsmuster unterschieden sich dabei von Fall zu Fall sehr stark. So konnte in einigen Familien z. B. ein gänzliches Fehlen von Kommunikation festgestellt werden oder auch eine vorrangige Beschäftigung der einzelnen Familienmitglieder mit sich selbst (z. B. Zeitung lesen, Fernsehen). Auch eine thematisch beschränkte Bandbreite der Kommunikation führte in einigen Familien zu einer geringen Rate positiver Verstärkung des depressiven Familienmitglieds. So beschränkte sich der Inhalt der Kommunikation am Esstisch in einer Familie auf relativ bedeutungslose Themen (50% der Kommunikation handelten von der eingenommenen Mahlzeit), in einer anderen Familie kommunizierte das depressive Familienmitglied ausschließlich über psychische und somatische Probleme. Eine fehlende positive Verstärkung für Kommunikationsverhalten konnte sowohl aufseiten des depressiven Familienmitglieds als auch aufseiten der Familienangehörigen gefunden werden. In einer beobachteten Familie richtete die Ehefrau kaum Aufmerksamkeit auf ihren depressiven Ehepartner und kommunizierte nur auf eine sehr kritische und herablassende Weise mit ihm. Der depressive Ehepartner richtete hingegen die meiste seiner Aufmerksamkeit auf seine Ehefrau und blieb auch bei starker Kritik und Ablehnung zugewandt und freundlich und verstärkte somit unwillentlich das Kommunikationsverhalten seiner Ehefrau.

! Häufig ist in einer Depression eine geringe Rate positiver Verstärkung im Sozialkontakt zu beobachten, welche mit individuell sehr unterschiedlichen Kommunikationsmustern zusammenhängen kann.

Libet und Lewinsohn (1973) untersuchten das Interaktionsverhalten depressiver Patienten innerhalb eines Gruppentherapiesettings. Dazu stellten sie eine Therapiegruppe aus depressiven und gesunden Personen und eine weitere Therapiegruppe aus depressiven, gesunden und anderweitig psychiatrisch auffälligen Patienten zusammen. Die Therapiegruppen wurden als Selbstexplorationsgruppen mit dem Thema »Interaktionsverhalten« konzipiert und jeweils von zwei Therapeuten geleitet. Die Autoren konnten nachweisen, dass depressive Patienten nur halb so viel selbst initiiertes Interaktionsverhalten, gemessen an beiden Vergleichsgruppen, zeigten. Darüber hinaus konnte ein hoher positiver Zusammenhang zwischen eigeninitiierter Interaktion und der auf die eigene Person gerichteten Interaktion anderer Gruppenteilnehmer gefunden werden. Für depressive Patienten wurde des Weiteren gezeigt, dass sie im Vergleich zu beiden Vergleichsgruppen signifikant weniger positive Reaktionen zeigten, bei gleicher Häufigkeit negativer Reaktionen in allen drei Gruppen. Die

Autoren schlussfolgerten, dass depressive Patienten positive Verstärkung in Interaktionen zurückhalten (Interaktionen ihres Gegenübers nicht positiv verstärken), jedoch nicht häufiger negative Reaktionen, im Sinne einer Bestrafung des Interaktionsverhaltens anderer, zeigen. Ausschließlich für männliche depressive Patienten konnte eine eingeschränkte Anzahl von Personen, mit denen sie innerhalb der Therapiegruppe interagierten, nachgewiesen werden. Die Reaktionslatenz (Zeitspanne zwischen Kommunikationsangebot einer Person und Reaktion der angesprochenen Person) depressiver Patienten erwies sich als signifikant länger, als in beiden Vergleichsgruppen. Dies kann ein Hemmnis für potenzielle positive Verstärkung in sozialen Interaktionen darstellen, sofern es die Wahrscheinlichkeit erhöht, dass sich die agierende Person auf einen Interaktionspartner mit kürzerer Reaktionslatenz konzentriert und ihre Aufmerksamkeit von der depressiven Person abwendet.

Youngren und Lewinsohn (1980) schlussfolgerten aus einer Untersuchung mit depressiven und anderweitig psychiatrisch auffälligen Patienten als auch einer gesunden Kontrollgruppe, dass sich Unterschiede im Sozialverhalten depressiver Patienten hauptsächlich im Bereich der Selbstauskunft, weniger jedoch in beobachtbaren Verhalten zeigten. Die Selbstauskunft depressiver Patienten lieferte Hinweise darauf, dass depressive Patienten im Vergleich zu beiden anderen Kontrollgruppen, signifikant weniger soziale Aktivitäten durchführen, sich während dieser weniger behaglich fühlen und sowohl weniger positive Verstärkung aus der sozialen Interaktion selbst, als auch aus dem Geben und Empfangen positiver Reaktionen erhalten. Darüber hinaus konnte gezeigt werden, dass depressive Patienten weniger Interaktionen mit unbekannten Personen initiieren, soziale Interaktionen mit Freunden schlechter aufrechterhalten können und im sozialen Kontakt weniger Wärme und Anteilnahme ausdrücken. Im Unterschied dazu berichteten depressive Patienten über eine erhöhte Rate ehelicher Auseinandersetzungen sowie eine höhere Frequenz negativer Gefühle bezogen auf eigens vermutete soziale Inkompetenzen. Abweichend von den Ergebnissen der Selbstauskunft, konnten während der direkten Beobachtung depressiver Patienten in einem Gruppentherapiesetting nur sehr subtile Unterschiede in Bezug auf interpersonale Defizite im Vergleich zu den beiden Kontrollgruppen gefunden werden. So zeigten depressive Patienten vor allem im non-verbalen Verhalten weniger Augenkontakt sowie Defizite im mimischen Ausdruck von Freude und Aktivierung. Nichtsdestotrotz wurden depressive Patienten, sowohl von anderen Gruppenmitgliedern als auch von den nicht involvierten Beobachtern negativer im Hinblick auf ihre sozialen Fertigkeiten eingeschätzt.

! Trotz der zahlreich aufgelisteten empirischen Evidenz, welche die theoretischen Annahmen des Verstärker-Verlust-Modells untermauert, soll zum Ende darauf hingewiesen werden, dass keine der aufgeführten Studien Hinweise zur Klärung der kausalen Richtung zwischen erlebtem Verstärkerverlust und der Entwicklung einer depressiven Störung beitragen kann.

Darüber hinaus weisen einige Längsschnittstudien darauf hin, dass die Vorhersage einer Depression anhand einer geringen Rate verhaltenskontingenter positiver Umweltverstärkung, erhoben mit der PES, nur unzureichend möglich ist (Lewinsohn, Hoberman, & Rosenbaum, 1988).

1.1.2 Erweiterung des Verstärker-Verlust-Modells: ein integratives Modell der Depression

Lewinsohn, Hoberman, Teri und Hautzinger (1985) formulierten eine Erweiterung des behavioralen Modells der Depression, das im Vergleich zu bestehenden Theorien die Depression als eine heterogene Erkrankung mit komplexem Erscheinungsbild und vielschichtiger Ätiologie erfassen sollte (Dimidjian, Barrera, Martell, Noz, & Lewinsohn, 2011).

> **!** Das sogenannte integrative Modell der Depression geht weit über die rein behaviorale Perspektive der Depression hinaus und berücksichtigt gleichermaßen kognitive, interpersonelle und biologische Aspekte der Depression.

Mit Stress assoziierte Lebensereignisse, wie z. B. der Tod naher Angehöriger oder ein anhaltendes Verfehlen beruflicher Ziele, werden als primäre Auslöser bzw. vorhergehende Bedingung einer depressiven Episode angesehen. Solche Ereignisse führen laut dem Modell zu einer Unterbrechung des typischen Verhaltensrepertoires einer Person, insbesondere zu einer Unterbrechung routinierter Verhaltensweisen, und resultieren in einem erhöhten negativen Affekt. Dabei wird das Ausmaß des negativen Affekts bzw. die Entwicklung depressiver Symptome als eine Funktion der reduzierten positiven Umweltverstärkung (oder auch der Zunahme von Verhalten, welches der Vermeidung aversiver Erlebnisse dient) betrachtet. Darüber hinaus wird angenommen, dass fehlgeschlagene Versuche der betroffenen Person, mit den Folgen stressreicher Lebensereignisse umzugehen, die Selbstaufmerksamkeit der Person erhöhen (im Sinne negativer Erwartungen und einer kritischen Haltung gegenüber sich selbst). Das Zusammentreffen von erhöhter negativer Selbstaufmerksamkeit und dysphorischer Stimmung führt dann laut Modell zu den für Depressionen typischen Veränderungen in emotionalen, kognitiven, somatischen, behavioralen und interpersonellen Parametern. Des Weiteren postuliert das integrative Modell, dass sowohl individuelle als auch in der Umwelt verankerte Vulnerabilitätsfaktoren die im Modell beschriebenen Prozesse auf allen Ebenen beeinflussen. Als individuelle Vulnerabilitätsfaktoren sind hier sowohl biologische als auch soziale und kognitive Aspekte zu verstehen, z. B. Geschlecht, zwischenmenschliche Abhängigkeit oder das Vorhandensein negativer Selbstschemata. Als in der Umwelt verankerte Vulnerabilitätsfaktoren könnten beispielsweise Armut oder ein stressreicher und unbefriedigender Arbeitsplatz genannt werden. Von allen bisher genannten Variablen des Modells wird angenommen, dass sie auf vielfältige Weise miteinander im Zusammenhang stehen, sich gegenseitig verstärken und somit eine

Art Teufelskreis bzw. Exazerbation der depressiven Symptomatik hervorrufen können. Das Modell ist darüber hinaus so konzipiert, dass auch komplexe Zusammenhänge dargestellt werden können. Beispielsweise können negative Kognitionen innerhalb des Modells als stressreiche Ereignisse, welche einer Depression vorhergehen, und/oder als Vulnerabilitätsfaktoren konzeptualisiert werden. Für eine ausführlichere, auch grafische Darstellung des integrativen Modells der Depression sei sowohl auf den Originaltext von Lewinsohn et al. (1985) als auch auf den oben genannten Artikel von Dimidjian et al. (2011) hingewiesen.

Aufgrund dessen, dass in diesem Modell vielfältige zusätzliche Parameter für die Entstehung und Aufrechterhaltung der Depression benannt werden, könnte man zu der Auffassung kommen, dass auch mehr und vielfältigere Interventionen notwendig seien, welche zum Beispiel spezifisch auf die Reduktion der Selbstaufmerksamkeit, auf interpersonelles Verhalten oder negative Selbstschemata abzielen. Andererseits gilt es aber zu beachten, dass die genannten Modellvorstellungen in der Regel keine Kausalbeziehungen abbilden. Somit bleibt denkbar, dass eine einzelne Intervention wie die Verhaltensaktivierung, vermittelt durch höhere Verhaltens- und Verstärkungsrate positiv in das System der Depression eingreift und damit mehr oder weniger auf alle genannten Variablen wirkt. Dem liegt nicht die Überlegung eines »Allheilmittels« zugrunde, sondern der Ansatz, lieber auf eine (oder wenige) für die Patienten überzeugende Intervention(en) zu setzen, deren Umsetzung im Alltag leicht zu etablieren ist und spürbare Wirkung zeigt.

! Verhaltensaktivierung ist kein Allheilmittel, wirkt aber auf zentrale Mechanismen der Depressionsentstehung und -aufrechterhaltung positiv ein.

1.1.3 Die Ableitung therapeutischer Interventionen aus dem Verstärker-Verlust-Modell

Das behaviorale Modell der Depression nach Lewinsohn (1974) nimmt an, dass Depression mit einer Abnahme angenehmer und einer Zunahme aversiver Reize assoziiert ist. Als depressionsauslösende und -aufrechterhaltende Bedingungen werden dabei eine geringe Rate positiver Verstärkung aus der Umwelt sowie eine hohe Rate an aversiven Erlebnissen betrachtet.

Welche Schlussfolgerungen für das therapeutische Vorgehen können aus diesem Modell abgeleitet werden? Lewinsohn, Steininmetz, Antonuccio und Teri (1984) entwarfen auf Basis des Verstärker-Verlust-Modells ein Behandlungsmanual zur Behandlung von Patienten mit Depression, den Coping With Depression (CWD) Course, der für den deutschen Sprachraum in dem Manual »Depression bewältigen« adaptiert wurde (Herrle & Kühner, 1994).

Zunächst stellt sich die Frage: Wie kann es zu solch einer ungünstigen Bilanz von angenehmen und aversiven Erfahrungen innerhalb einer Person kommen? Die Autoren zählen hierfür drei Gründe auf:

(1) In der Umwelt der betreffenden Person sind nur wenige positive Verstärker vorhanden und/oder die Umwelt der betreffenden Person kann als aversiv beschrieben werden.
(2) Die betreffende Person verfügt lediglich über eingeschränkte Fertigkeiten (Kompetenzen), die das Erreichen potenziell vorhandener positiver Verstärker erschweren (oder verhindern) und/oder über eingeschränkte Kompetenzen aversive Erlebnisse zu bewältigen.
(3) Der Einfluss positiver Verstärker ist reduziert und/oder der negative Einfluss aversiver Ereignisse ist erhöht.

Für die psychotherapeutische Vorgehensweise bedeutet dies, dass die Häufigkeit und Qualität von positiven Ereignissen und Kontakten gesteigert und die Häufigkeit und Qualität negativer Ereignisse reduziert werden müssen. Die Umwelt sollte für die Person möglichst viele Gelegenheiten bereithalten, angenehme Erfahrungen zu machen und positive Interaktionen zu anderen Menschen zu erleben. Gleichzeitig sollte die Kompetenz, positive Erlebnisse aufzusuchen sowie negative Erlebnisse zu vermeiden, gestärkt werden. Um den Einfluss positiver Verstärker zu vergrößern, spielt im Kurs auch die Reduktion depressionsfördernder Gedanken und Überzeugungen eine Rolle.

Therapeutisches Vorgehen zur Erhöhung der Rate positiver Verstärkung

Nach dem Vermitteln des Behandlungsrationals beginnt der therapeutische Prozess, dessen Ziel eine Steigerung angenehmer bzw. Reduktion aversiver Aktivitäten ist, zunächst mit einer individuellen Baseline-Erhebung angenehmer und aversiver Ereignisse mittels PES und UES (s. Abschn. 1.1). Eine differenzierte Auswertung dieser beiden Werte gibt Auskunft über den Ausgangspunkt, auf welchem sich der Patient zu Anfang der Therapie befindet. Wiederkehrende Aktivitäts- oder Interaktionsmuster, welche in kausalem Zusammenhang mit der Depression stehen, können identifiziert und entsprechend der drei oben genannten Ursachen für eine geringe Rate positiver Verstärkung klassifiziert werden. Hieraus ergeben sich dann erste Therapieziele und notwendige Interventionen können abgeleitet werden.

Eine weitere wichtige Vorarbeit zur Planung von Aktivitäten stellt das Monitoring von Stimmung und Aktivitäten durch die Patienten dar. Anhand dieser Stimmungs- und Aktivitätsprotokolle kann den Patienten noch einmal das Behandlungsrational verdeutlicht werden, indem jeder Patient für sich in die Lage versetzt wird, den Zusammenhang von Aktivitäten und Stimmung zu beobachten. Besonders eindrücklich ist dies durch das Erstellen individueller Grafiken von Stimmung und Aktivitäten, am besten durch die Patienten.

> **!** Stimmungs- und Aktivitätsprotokolle bilden den Startpunkt und das Herzstück der Verhaltensaktivierung.

Außerdem erlauben die Stimmungs- und Aktivitätsprotokolle mit den Patienten gemeinsam herauszuarbeiten, welche Aktivitäten individuell als besonders freudvoll erlebt werden und demzufolge in ihrer Frequenz erhöht werden sollten. Eine weitere Vorarbeit zur Planung von Aktivitäten besteht darin, den Patienten zu vermitteln, dass besonders eine ausgeglichene Balance von freudvollen und notwendigen, möglicherweise unangenehmen, Aktivitäten einen Ausweg aus der Depression darstellt (vgl. z.B. Hautzinger, 2013; Herrle & Kühner, 1994).

Übersicht

Typ-A und Typ-B-Aktivitäten

Manche Autoren empfehlen, eine Balance zwischen neutralen oder unangenehmen sowie angenehmen Aktivitäten herzustellen. Diese werden von Herrle und Kühner (1994) wie folgt definiert:

(1) A = neutral oder unangenehm – etwas was Sie tun müssen (z.B. Haushalt, Besorgungen). Was jemand als neutral oder unangenehm empfindet, ist individuell sehr verschieden. Die Typ A-Tätigkeiten einer Person können den Tätigkeiten vom Typ B einer anderen Person entsprechen.

(2) B = Dinge, die Sie gern tun, egal, ob bei der Arbeit oder beim Spiel. Wenn Sie z.B. den Haushalt gerne machen, dann ist dies eine Typ-B-Tätigkeit für Sie.

Bei der individuellen Planung von Aktivitäten soll des Weiteren die Baseline-Frequenz angenehmer Aktivitäten beachtet werden, um mit dem Patienten realistische und erreichbare Aktivierungsziele herauszuarbeiten. Eine Überforderung oder Frustration der Patienten durch zu hoch gesteckte Aktivitätsziele sollte generell vermieden werden. Dabei gilt, dass einzelne konkrete Aktivitäten mindestens einen Tag im Voraus geplant werden sollen, idealerweise möglichst konkret unter Angabe eines spezifischen Ortes und einer genauen Uhrzeit. Zur Durchführung von positiven Aktivitäten können To-do-Listen angelegt und einzelne Aktivitäten innerhalb dieser priorisiert werden. Eine weitere Möglichkeit zur Erleichterung der Durchführung von Aktivitäten kann die Unterstützung durch hilfreiche Personen darstellen. Des Weiteren sollten Blöcke »freier« Zeit zur Durchführung von Aktivitäten geschaffen werden. Zur Erfolgsmessung und –Kontrolle, sowie zur »Verpflichtung«, diverse Aktivitäten durchzuführen, schließen die Patienten »Verträge« mit sich selbst ab. In diesen wird festgehalten, wie viele positive Aktivitäten täglich mindestens durchgeführt werden sollen. Darüber hinaus wird in diesen Verträgen auch eine individuelle Belohnung für die Erreichung von Tages- und Wochenzielen festgehalten. Passende Verstärker werden zuvor mit den Patienten erarbeitet und können sich auf Aktivitäten, Anschaffungen, Personen und Orte beziehen. Hindernisse oder Probleme bei der Durchführung von Aktivitäten sollten schon während der Aktivitätsplanung antizipiert und im Vorfeld gelöst werden. Generell sollte dem Patienten eine möglichst starke Kontrollüberzeugung über sein Handeln und Hoffnung auf die Erreichbarkeit der Therapieziele vermittelt werden: Er soll ein Gefühl dafür bekommen, dass er selbst in der Lage ist, seine Handlungen und damit seine Stimmung zu beeinflussen, was einen wesentlichen Wirkfaktor für die Motivation und den Erfolg der Therapie darstellt.

Lewinsohn und Graf (1973) extrahierten drei Kategorien an Aktivitäten, die besonders positive Wirkung auf die Stimmung hatten:

- Inkompatible Affekte (z. B. Lachen oder Entspannung),
- soziale Interaktionen und
- »ego-supportive« Aktivitäten (z. B. seine Arbeit gut machen).

Diese sind insbesondere bei der Planung von Aktivitäten zu berücksichtigen und einzubeziehen. Eine Fehlannahme ist im Übrigen, dass Verhaltensaktivierung bei stressgeplagten Patienten mit übermäßiger Betriebsamkeit und einem überfordernden Maß an Verpflichtungen kontraindiziert sei: In solchen Fällen werden in der Regel zentrale Werte wie körperliche Gesundheit, Zeit/Präsenz mit/in der Familie, Kontakt zu Freunden, Hobbys etc. stark vernachlässigt. Es geht also keineswegs um ein »Mehr des Gleichen«, sondern, im Gegenteil, um ein Mehr an bisher vernachlässigten Aktivitäten (und ein Weniger an Verpflichtungen). Die Hürden auf dem Weg dorthin zu identifizieren und alternative Lösungen zu finden, ist explizit Teil der verhaltensaktivierenden Therapie.

1.2 Neuere Ansätze der Verhaltensaktivierung

Nachdem die Verhaltensaktivierung für einige Zeit als Behandlungsmethode für Depression eher vernachlässigt wurde, wurde sie durch eine Studie von Jacobson et al. (1996) wiederentdeckt, die zeigte, dass bloße Verhaltensaktivierung ähnlich effektiv ist wie kognitive Methoden (s. Abschn. 1.1.1). Es entwickelten sich neue Modelle und Theorien zur Verhaltensaktivierung, die maßgeblich von Lewinsohns Arbeit, seinen Grundgedanken und Studienerkenntnissen beeinflusst waren. Im Gegensatz zum traditionellen Modell wurde aber in späteren Modellen der Fokus nicht nur auf den Aufbau von positiven Aktivitäten gelegt, sondern darüber hinaus auf den Aufbau von Aktivitäten, die von den Personen zunächst nicht unbedingt als positiv erlebt werden müssen, aber langfristig Verstärkungspotenzial beinhalten oder die Personen mit Verstärkern in Kontakt bringen können. Des Weiteren wurde vermehrt das Konzept des Wertebezugs in die Theorie der Verhaltensaktivierung einbezogen.

Basierend auf der Studie von Jacobson et al. (1996) entwickelten Martell, Addis und Jacobson (2001) und schließlich Martell et al. (2010) ein umfassenderes Behandlungsmanual Behavioral Activation (BA) für Depressionen.

> **!** Der Hauptfokus der Behavioral Activation liegt auf vermeidenden Verhaltensweisen. Ziel ist es, diese zu reduzieren und umgekehrt die Annäherungsmotivation zu stärken.

Lejuez et al. (2001) entwickelten ein Behandlungsprotokoll für 12 Therapiesitzungen, welches Behandlungsmethoden beinhaltet, die sich direkt auf die Verhaltensaktivierung beziehen. Der Behandlungsfokus ihres Behavioral Activation Treatment for

Depression (BATD) Ansatzes liegt auf einer werte- und patientenorientierten Planung und Überwachung von Aktivitäten (Lejuez, Hopko, Acierno, Daughters, & Pagoto, 2011). In dem vorliegenden Buch beziehen wir uns auf die zuletzt genannte, revidierte Form des BATD-Ansatzes (Lejuez et al., 2011), welche einige Neuerungen und Vereinfachungen des Originals enthält.

Im Folgenden werden die aktuellen therapeutischen Verfahren (BA, Martell et al., 2010; BATD-R, Lejuez et al., 2011, und ENGAGE, Alexopoulos et al., 2016) einzeln vorgestellt.

1.2.1 Ansatz nach Martell: Behavioral Activation for Depression

Die Behavioral Activation for Depression nach Martell et al. (2010) verfolgt die Absicht, Klinikern unabhängig von ihrer theoretischen Orientierung eine Anleitung zur Behandlung von Depressionen zu vermitteln. Manche der dafür genutzten Methoden wurzeln dabei in speziell für die Verhaltensaktivierung entwickelten Behandlungsstrategien (z. B. Aktivitätspläne, Stimmungsprotokolle), andere haben ihre Wurzeln in anderen Therapien, wie z. B. der kognitiven Verhaltenstherapie (z. B. Problemlösestrategien, bewusste Aufmerksamkeitsverlagerung). Beide Arten von Behandlungstechniken dienen dem Hauptziel, depressogene Verhaltensweisen durch eine schrittweise und realistische Aktivierung zu reduzieren. Der BA-Ansatz basiert in den Grundzügen auf Lewinsohns Depressionsmodell (s. Abb. 1.1).

Laut Lewinsohns Modell werden negative Verstärker im Gegensatz zu positiven Verstärkern während einer depressiven Episode verstärkt wahrgenommen und unterstützen somit die Aufrechterhaltung depressiver Verhaltensweisen. Deshalb sollen durch die Planung von Aktivitäten positiv verstärkende Erlebnisse wieder verstärkt durchgeführt und durch ihre Integration in den Alltag präsenter werden. Martell et al. (2010) deuten depressives Verhalten (z. B. sozialen Rückzug und Inaktivität) als Bewältigungsstrategie, um Situationen zu meiden, welche die Betroffenen mit wenig positiver Verstärkung – man könnte auch sagen: mit Enttäuschungen – verbinden. Deshalb liegt der Behandlungsfokus des BA-Ansatzes darauf, die Funktion von vermeidenden Verhaltensweisen möglichst genau zu analysieren und zu verstehen (z. B. im Bett bleiben, um das Lernen für eine Klausur hinauszuzögern). Diese funktionale Analyse soll die Patienten dabei unterstützen, überlegte Entscheidungen bezüglich ihres Verhaltens zu treffen und aktiv zu werden (z. B. aus dem Bett aufstehen und einen Lernplan erstellen), um die depressive Stimmung nicht zu verstärken und vermeidende Verhaltenstendenzen schrittweise abzubauen und durch aktivitätsorientierte Verhaltensweisen zu ersetzen (Hopko, Lejuez, Ruggiero, & Eifert, 2003). Der BA-Ansatz nutzt zusätzlich zu Aktivitätsplänen und Stimmungsprotokollen indirekt mit der Aktivierung verbundene Behandlungstechniken, wie etwa Rollenspiele, die Wiederholung bzw. Antizipation von Aktivitäten in Gedanken, kurzzeitige Ablenkung oder das Training sozialer Kompetenzen (Hopko et al., 2003).

Übersicht

Die 10 Kernprinzipien der Verhaltensaktivierung:

(1) Möchte man verändern, wie Menschen sich fühlen, muss man ihnen helfen, zu verändern, was sie tun.
(2) Veränderungen im Leben können zur Depression führen. Ihre kurzfristig günstigen Reaktionen darauf können dazu führen, dass sie in der Depression verbleiben.
(3) Um herauszufinden, was für einen Menschen eine antidepressive Wirkung hat, muss man erforschen, was seinem Verhalten vorausgeht und welche Konsequenzen sein Handeln hat.
(4) Aktivitäten sollen nach Plan, nicht nach Stimmung strukturiert und festgelegt werden.
(5) Veränderungen sind einfacher, wenn man klein anfängt.
(6) Aktivitäten, die natürlicherweise verstärkend wirken, werden besonders betont.
(7) Handle wie ein Coach.
(8) Wende einen empirischen Problemlöseansatz an und betone, dass alle Arten von Ergebnissen wichtig sind.
(9) Nicht nur reden, tun!
(10) Suche mögliche Barrieren zur Verhaltensaktivierung.

(nach Martell et al., 2010)

1.2.2 Ansatz nach Lejuez: Brief Behavioral Activation Treatments for Depression

Die revidierte Form des Brief Behavioral Activation Treatments for Depression (BATD-R; Lejuez et al., 2011) ist ein klar strukturiertes und direkt verhaltensaktivierendes Verfahren für die Behandlung von Depressionen. Ebenso wie bei der Behavioral Activation (Martell et al., 2010) spielen die Planung und Durchführung von Aktivitäten im BATD-R-Ansatz eine entscheidende Rolle für die Reduzierung depressiver Symptome. Dabei sind die Werte der betroffenen Person von besonderer Bedeutung. Sie bezeichnen erstrebenswerte Eigenschaften, Qualitäten oder Ideale des Patienten. Ein Hauptanliegen des BATD-R-Ansatzes ist es, Werte, die dem Patienten in verschiedenen Lebensbereichen wichtig sind, zu identifizieren und davon ausgehend, Aktivitäten, also konkrete Verhaltensweisen abzuleiten und Werte somit erlebbar zu machen. Es gilt dabei das Grundprinzip der Zielorientierung in Verhaltenstherapie; Begrenzte Ziele können aus eigener Kraft erreicht werden; vage Wünsche (»es soll mir besser gehen«) hingegen nicht.

Beispiel

Der Wert »ein guter Ehepartner zu sein« kann durch verschiedene Aktivitäten, wie beispielsweise einen gemeinsamen Ausflug zu planen, dem Partner aktiv zuhören, oder den Ehepartner ins Restaurant einzuladen, konkret umgesetzt werden.

Dabei ist es wichtig, dass die Aktivitäten beobachtbar und messbar sind. Demzufolge sollten sie konkret ausformuliert werden. Bezogen auf den Wert »ein guter Ehepartner zu sein« ist eine konkret formulierte Aktivität z. B., einmal in der Woche mit dem Partner abends essen zu gehen. Um die erarbeitete Aktivität umzusetzen, sollte diese laut Lejuez et al. (2011) möglichst detailliert geplant werden. Für die Aktivität einmal in der Woche mit dem Partner abends essen zu gehen, müssten demzufolge Schritte, wie das Festlegen eines Termins, die Auswahl eines Restaurants sowie die Reservierung eines Tisches, umgesetzt werden. Die Autoren betonen, dass geplante Aktivitäten leichter umzusetzen sind, wenn sie an persönlichen Wertvorstellungen ausgerichtet, konkret formuliert und schrittweise geplant werden. Das BATD-R-Verfahren nimmt ebenso Bezug zu Lewinsohns Ansatz, stellt überdies jedoch noch eine Verknüpfung zur behavioral matching theory nach Herrnstein (1970) her, welche annimmt, dass die relative Auftretenswahrscheinlichkeit depressiver und gesunder Verhaltensweisen vom Verstärkerwert des depressiven oder gesunden Verhaltens abhängt. Das heißt, der BATD-R-Ansatz geht davon aus, dass depressive Verhaltensweisen besonders durch positive Verstärkung von außen (z. B. Mitleid durch Angehörige) an Bedeutung gewinnen und dadurch aufrechterhalten werden. Gesunde Verhaltensweisen gehen dagegen zurück. Um diesem Problem zu begegnen, werden im Rahmen des BATD-R-Ansatzes neben Aktivitätsplänen und anderen direkten Verfahren, Verhaltensverträge mit dem Patienten und dessen Angehörigen abgeschlossen, wodurch die soziale Unterstützung durch Familienmitglieder oder Freunde im Behandlungsprozess bezüglich der Aktivitätsdurchführung gefördert wird. Dies ist z. B. bei auftretenden Problemen bei der Bewältigung von geplanten Aktivitäten von immenser Wichtigkeit. Familienangehörige oder Freunde können geplante Aktivitäten gemeinsam mit dem Patienten durchführen und somit dessen Motivation stärken.

! Der Patient soll sich dabei nicht vollends auf die Unterstützung anderer berufen, sondern zunehmend in der Lage sein, eigenständig geplante Aktivitäten umzusetzen.

Im Gegensatz dazu und in Übereinstimmung mit früheren verhaltensaktivierenden Therapiekonzepten konzentriert sich der BATD-R-Ansatz nicht primär auf die funktionale Analyse des Verhaltens, da diese eine hohe mentale Herausforderung für den depressiven Patienten darstellt und dies aufgrund der geringeren Anzahl an Sitzungen beim BATD-R-Ansatz (verglichen mit dem Behavioral Activation Ansatz nach Martell) schwieriger umsetzbar ist (Hopko, Lejuez, & Hopko, 2004). Trotzdem finden sich einige Prinzipien der funktionalen Analyse in den Behandlungsstrategien des BATD-R-Ansatzes wieder. Dies wird vor allem in der Strategie der Aktivitätsauswahl, die an den Wertvorstellungen der Person ausgerichtet ist, deutlich. Dabei werden einerseits negative und positive Verhaltensweisen und Lebensbedingungen identifiziert, welche die Depression möglicherweise verstärken, und andererseits passende Aktivitäten ausgewählt, welche ein gesundes Verhalten in mehreren Lebensbereichen unterstützen. Demzufolge werden depressive Verhaltensweisen und deren Konsequenzen auch im Laufe der BATD-R-Therapie, wenn auch in vereinfachter Form, analysiert.

Die Aktivitäten im BATD-R-Ansatz entsprechen den persönlichen Wertvorstellungen der Person. Somit wird sichergestellt, dass die ausgewählten Aktivitäten (gesunde Verhaltensweisen) im Laufe der Zeit gern vom Patienten ausgeführt werden und dadurch positiv verstärkend wirken. Die angenehmen Aktivitäten sollten möglichst aus mehreren Lebensbereichen stammen. Dadurch erhöht sich die Wahrscheinlichkeit, dass sich die Verhaltensweisen positiv auf die Motivation des Patienten auswirken.

Beispiel

Einer unserer Patienten setzte in vorbildlicher Weise geplante sportliche Aktivitäten in die Tat um, was ihm einerseits gut tat, andererseits aber auch *einseitig* war. Zwar bezog er gerne Familienmitglieder ein, merkte aber nicht, dass dies nicht immer deren Wünschen entsprach. Durch die Klärung der Bedeutung anderer Werte (Zusammensein mit seinen Kindern, gemeinsame Hobbys und Zusammenhalt mit Kollegen) konnte das Spektrum und die Verfügbarkeit der möglichen Verstärkerquellen erheblich erweitert werden.

In Bezug auf die sozialen Kompetenzen des Patienten wird im BATD-R angenommen, dass systematische Aktivierung durch die damit verbundenen Erfolgserlebnisse selbstbewusstes Verhalten auf natürliche Weise stärkt. Trotzdem bietet auch der BATD-R-Ansatz die Möglichkeit, soziale Kompetenzen in zusätzlichen Therapiesitzungen zu trainieren. Laut Hopko et al. (2004) ist dies erfahrungsgemäß jedoch eher selten der Fall.

1.2.3 Ansatz nach Alexopoulos: ENGAGE Therapy

Ein erst kürzlich neu vorgelegter Ansatz aus der Familie der Verhaltensaktivierungsansätze ist die sogenannte ENGAGE Therapy (Alexopoulos et al., 2016). Der Ansatz ist speziell für die Behandlung älterer Menschen konzipiert, mit Fokus auf Aktivitätensteigerung.

Grundannahme der ENGAGE Therapie ist, dass Depressionen bei Personen im fortgeschrittenen Alter häufig durch eine neurobiologische Dysfunktion der positiven Valenzsysteme im Gehirn bedingt wird, was durch verschiedene neurowissenschaftliche Studien belegt wurde. Dies führt dazu, dass die Personen Defizite bei der belohnungsbezogenen Entscheidungsfindung aufweisen sowie eine Beeinträchtigung bei der Handlungsselektion, wenn es darum geht, sich zwischen Handlungen mit unterschiedlicher Valenz zu entscheiden. Studien konnten auch zeigen, dass das belohnungsbezogene Lernen und Entscheiden bei älteren Patienten mit Depression vermindert ist, vor allem, wenn die Belohnung ungewiss ist oder die Aufgabe eine flexible Anpassung erfordert. Hinzu kommt, dass eine Depression häufig mit erhöhtem Stresserleben verbunden ist, was zusätzlich die funktionelle Plastizität in Belohnungszentren vermindert.

! Das Hauptprinzip von ENGAGE ist die so genannte »reward exposure«, auf Deutsch das Einwirken von Belohnungen. Damit ist gemeint, dass soziale und physische Aktivitäten, die für den Patienten von Bedeutung sind, mit großer Wahrscheinlichkeit eine Belohnungswirkung beinhalten, da der Patient sie als angenehm erleben wird.

Da Personen höheren Alters häufig große Unterschiede in Bezug auf körperliche und geistige Fitness aufweisen, nutzt ENGAGE vereinfachte Strategien, die sich für verschiedene Bildungsgrade, Hintergründe und kognitive Fähigkeiten einsetzen lassen. Das Vorgehen ist nach der Stepped-Care-Logik gestaltet: Zunächst wird mit einfach anzuwendenden sozialen und physischen Aktivitäten angefangen, im Laufe des Programms geht man dann zu immer komplexeren Aktivitäten über. Bei Patienten, denen eine Aktivitätensteigerung (wobei insbesondere soziale Kontakte betont werden) bereits im ersten Schritt gelingt, werden keine weiteren Angebote formuliert. Nur wenn es bei der Umsetzung Schwierigkeiten gibt, gehen die Therapeuten auf die bestehenden Barrieren für eine Aktivitätensteigerung näher ein, insbesondere auf negative kognitive Verzerrungen (hier liegt eine Überlappung mit der kognitiven Therapie), auf emotionale Dysregulationen und auf Apathie. Ist auch dann noch keine ausreichende Besserung erreicht, werden tendenziell altersspezifische Probleme wie Schmerz- und/oder Schlafstörungen und Hospitalisierung vertiefend aufgegriffen.

Beispiel

Die Autoren der ENGAGE-Therapie integrieren die Wertebezogenheit aktiv in das Programm. Deswegen startet die erste Session des Programms damit, den Patienten zu fragen, welche Aktivitäten er wegen seiner Gesundheit, seiner Lebensumstände oder seiner Stimmung aufgegeben hat. Hier wird deutlich, dass es nicht darum geht, die Patienten dazu zu bewegen, irgendetwas zu tun, sondern zu Aktivitäten, die ihnen einst Spaß gemacht haben und die sich früher belohnend angefühlt haben.

Dies wird deutlich am Beispiel von Frau B, einer 68-jährigen chronisch depressiven Patientin mit einer starken Neigung, Dinge negativ zu sehen. Frau B. gab in der ersten Session des Programms an, dass sie früher gern Gesellschaftstanz getanzt habe, dies aber aktuell nicht mehr tue, weil sie sich zu depressiv fühle und befürchte, eine schlechte Zeit zu haben, wenn sie zum Tanzen gehe. Nachdem besprochen wurde, wie wahrscheinlich Frau B. einschätzt, beim Tanzen eine schlechte Zeit zu haben, wurde mit dem Therapeuten ein Handlungsplan entworfen, der vorsah, wieder zum Gesellschaftstanz zu gehen und zu sehen, wie es ihr dabei gehen werde. Frau B. stimmte zu und ging zum Tanzen. Danach berichtete sie dem Therapeuten, dass sie die Zeit dort genießen konnte.

Das ENGAGE Programm besteht aus neun Sitzungen à 40-45 Minuten. Patienten entwickeln unter Anleitung der Therapeuten eine Liste belohnender Ziele und wählen nach jeder Sitzung zwei bis drei davon aus, die sie bis zur nächsten Sitzung umsetzen wollen. Dafür erstellen sie eine Liste, wie sie die Ziele jeweils erreichen können, und wählen die für sie beste Idee aus. Daraufhin erfolgt eine konkrete Planung inklusive der Identifizierung von Hindernissen.

Therapeuten bringen Interventionen nur an, wenn bestimmte Barrieren die Patienten daran hindern, positive Erlebnisse zu haben. Diese Interventionen beinhalten z. B. den Fokus auf Positives zu richten, als Advocatus Diaboli negative Annahmen zu hinterfragen, Dinge zu finden, die Patienten motivieren oder Checklisten und Erinnerungen einzuführen. Auch Stressbewältigungsstrategien, Entspannungstechniken und Imaginationsübungen sind Teil des Programms. Patienten üben die Strategien jeweils allein und wenden sich bei Schwierigkeiten an den Therapeuten.

Das ausführliche Manual steht als Appendix der Veröffentlichung von Alexopoulos und Arean (2014) zur Verfügung.

1.3 Komponenten der Verhaltensaktivierung

Der Ansatz der Verhaltensaktivierung umfasst verschiedene verhaltenstherapeutische Techniken, die in den bislang veröffentlichten Ansätzen in unterschiedlicher Weise inbegriffen bzw. betont sind. Fasst man die Techniken zusammen, welche in bisherigen Programmen zur Verhaltensaktivierung genutzt wurden und werden, so ergibt sich folgende Übersicht (s. Tabelle 1.1).

Tabelle 1.1 Verhaltensaktivierende Programme enthalten erhalten je nach Autoren unterschiedliche Teilkomponenten: Aktivitätenmonitoring und Aktivitätenplanung sind aber immer enthalten. Erst die neueren Programme enthalten die Komponente des Wertebezugs des Verhaltens (adaptiert nach Hoyer & Teismann, im Druck; Kanter et al., 2010).

	Aktivitätenmonitoring	Aktivitätenplanung	Skills-Training	Entspannung	Kontingenzmanagement	Bezug auf Verbales Verhalten	Problemlösen und Vermeidung	Werte- und Zielbezug
Lewinsohn (1974)	x	x	x	x	x	x		
Rehm (1977)	x	x			x	x		x
Beck (1979)	x	x	x					
McLean (1976)	x	x	x		x	x		
Gallagher (1981)	x	x	x	x		x		
Martell (2001)	x	x	x		x	x	x	x
Lejuez (2001)	x	x			x			x
Alexopoulos et al. (2016)	x	x	x	x				x
Hoyer/Vogel (2017)	x	x	x		x	x	x	x

Hierbei fällt auf, dass Aktivitätenmonitoring und Aktivitätenplanung sich in jedem Programm wiederfinden und somit als Hauptkomponenten der Methode begriffen werden können. Andere Komponenten wie das systematische Problemlösen, die Bearbeitung von Vermeidungsverhalten und Wertebezug sind nicht spezifisch für die Verhaltensaktivierung und finden sich vor allem in neueren Ansätzen. Es sind

Erweiterungen der Kernintervention, denn der aktivierende Impuls aufgrund der Aktivitätenplanung kann durch depressionstypische Syndrome wie Grübeln, Vermeidung, Rückzug und Aufschieben zum Erliegen kommen; deswegen ist der Einbezug darauf bezogener Interventionsmodule sinnvoll.

> **!** Aktivitätenmonitoring und Aktivitätenplanung sind die beiden Kernkomponenten der Verhaltensaktivierung.

1.3.1 Aktivitätenmonitoring

Die Selbstbeobachtung ist für die Verhaltensaktivierung eine wichtige Grundvoraussetzung, denn nur, wenn der Patient seine Aktivitätenmuster und die sich daraus ergebenden Probleme kennt, kann er konkret daran arbeiten. Typischerweise erfolgt das Aktivitätenmonitoring über einen Wochenplan, in den die aktuellen Handlungen und Stimmungen eingetragen werden. Für viele Patienten ist es zunächst schwierig, eine Balance zu finden zwischen zu grobmaschigem und zu detailliertem Verhaltensmonitoring. So können beispielsweise wichtige Informationen verloren gehen, wenn der Patient in den Aktivitätenplan einen 4-stündigen Block mit dem Titel »zu Hause« einträgt. Wenn in diesem Zeitraum die Stimmung schlecht ist, liegt es nicht daran, dass jede einzelne Minute dieses Blocks sich negativ auf die Stimmung auswirkte, sondern einzelne Handlungen und Erlebnisse, die sich innerhalb dieses Blocks abspielten. Auf der anderen Seite ist eine zu detaillierte Schilderung der Tagesabläufe ebenfalls nicht zielführend, da sich nicht jede einzelne Handlung, wie beispielsweise jede gelesene E-Mail, auf die Stimmung auswirkt. Besonders Patienten mit hohem Perfektionismus und Überlastungssymptomen stehen dem Aufschreiben der Aktivitäten zunächst kritisch gegenüber und befürchten, keine Zeit dafür zu haben. Hier ist es wichtig, mit dem Patienten zusammen zu erarbeiten, wann und wie detailliert das Aktivitätenmonitoring geschehen soll, sodass es in den Tagesablauf des Patienten passt.

Die Stimmung wird meist auf einer einfachen Skala erfasst (beispielsweise von 0 bis 10). Dabei können auch Gefühle Eintrag in die Stimmungsspalte finden oder Gedanken, die eine wichtige Rolle gespielt haben. Auch hier ist auf einen angemessenen Grad an Detailreichtum zu achten. Patienten, die in die Stimmungsspalten nur »traurig« eintragen, sollten ermutigt werden, dies auf einer einfachen Skala einzuordnen, um mehr Informationen festzuhalten.

Alltagsroutinen aufdecken. Das Aktivitätenmonitoring dient allerdings nicht nur der reinen Informationserfassung, sondern stellt selbst bereits ein therapeutisches Instrument dar. Zum einen setzen sich die Patienten zwangsläufig mit ihren Routinen und Abläufen auseinander und bekommen einen objektivierten Eindruck, wie die Aktivitäten in ihrem Leben überhaupt aussehen, wie die durchschnittliche Stimmungslage ist und ob größere Schwankungen erkennbar sind. Häufig ziehen sie bereits selbst Schlussfolgerungen aus den notierten Informationen und extrahieren erste Problemzonen. Dies ist nicht immer einfach, weshalb das Aktivitätenmonitoring von einigen Patienten zunächst als schmerzhaft erlebt und mitunter auch vermieden wird.

Emotionen einordnen. Darüber hinaus lernen Patienten, die wenig Zugang zu ihren Gefühlen haben, durch Aktivitätenmonitoring in sich hinein zu hören und Gefühle sowie Intensitäten zu identifizieren und einzuordnen. Hier wird für viele Patienten bereits deutlich, dass die Stimmung abhängig von ihren Handlungen ist, was als entlastend empfunden wird und den Patienten etwas Kontrolle zurückgibt. Mit dieser Erkenntnis wird ein Modell erarbeitet, das die Auswirkungen eigener Handlungen und Entscheidungen betont. Ziel des Aktivitätenmonitoring ist dann, diese Auswirkungen im Alltag zu beobachten und dysfunktionale Muster entsprechend abzuändern.

Anstöße geben. Nicht zuletzt kann das Aktivitätenmonitoring allein bereits eine starke motivationale Wirkung entfalten, denn das Monitoring wirkt wie ein Spiegel des eigenen Verhaltens. Es macht einen Unterschied, ob man nur auf dem Sofa sitzt, ohne dies zu reflektieren, oder ob man protokolliert, wie oft dieses Verhalten stattfindet.

Beispiel

Problem erkannt – Problem gebannt

Bei der Therapie von ungünstigen Verhaltensgewohnheiten, wie z. B. Nägelkauen, stehen Therapeut und Patient vor dem Kernproblem, dass der Patient das Verhalten oft völlig unbewusst ausführt oder es erst bemerkt, wenn er bereits an den Nägeln gekaut hat. Deswegen ist der wichtigste Schritt der Therapie von Nägelkauen, sich das Verhalten zunächst bewusst zu machen.

Zunächst muss der Patient dafür dem Therapeuten detailliert schildern, wie er das Verhalten ausführt, also beispielsweise, an welchem Finger er anfängt, welchen Winkel seine Hand dabei einnimmt usw. Danach werden typische Situationen identifiziert, in denen der Patient vorrangig an den Nägeln kaut, sowie Bewegungen, die dem Nägelkauen typischerweise vorangehen. Das Therapieprogramm zum Nägelkauen enthält darüber hinaus noch Methoden, das Verhalten zu unterbrechen, sobald es bemerkt wird. Die verbesserte Selbstwahrnehmung stellt dabei die wichtigste Komponente dieser Therapie dar und bei einigen Patienten bessert sich das Nägelkauen bereits deutlich nach diesem ersten Schritt (Margraf & Wilhelm, 2000).

1.3.2 Aktivitätenplanung

Depressive Stimmung ist ein schlechter Ratgeber, wenn es um die Planung von Aktivitäten geht. Selbst Hobbys, die einmal Spaß gemacht haben, erscheinen plötzlich langweilig und unpassend. Soziale Kontakte werden vernachlässigt, weil sie als anstrengend empfunden werden und es kommt zum Rückzug und zur Vernachlässigung von Freizeitbeschäftigungen. Durch gezielte Aktivitätenplanung möchte die Verhaltensaktivierung dieses Muster durchbrechen; zugunsten einer nach Plan strukturierten Ausnutzung der Zeit. Ziel ist, dass die Patienten lernen, dass nicht die Stimmung die

Tätigkeiten bestimmen sollte, sondern dass eine aktive Zeitgestaltung sich positiv auf die Stimmung auswirkt. Es gilt das Prinzip: »Handle nach Plan, nicht nach Stimmung«.

> **!** »Handle nach Plan nicht nach Stimmung« – das ist ein zentrales Prinzip, um aus einer Depression herauszufinden. *Gesunde* müssen sich daran nicht halten und können gern auch »aus dem Bauch heraus« entscheiden, auf dem Sofa liegen zu bleiben. Für Menschen, die unter Depression leiden, gilt es hingegen, auch und gerade bei schlechter Stimmung aktiv ihre Zielsetzungen zu verfolgen.

Viele Patienten berichten zunächst, dass es sich unecht anfühle, wenn sie eine Handlung ausführen, obwohl sie dazu keine Lust haben. Dabei ist aber zu berücksichtigen, dass es typisch für die Depression ist, dass man »keine Lust hat« und dass diese Empfindungen eher als Symptom, denn als gefühlsmäßiger Ratgeber zu betrachten sind. Auch bietet sich die Flussbettmetapher an: Handlungen sind wie Wasser, das durch ein Flussbett fließt. Je häufiger die Handlung ausgeführt wird, desto tiefer wird das Flussbett und desto mehr Wasser fließt hindurch, also desto automatischer wird die Handlung. Soll nun eine neue Verhaltensweise eingeübt werden, ist es, als würde man mit einem Spaten ein neues Flussbett graben. Zunächst ist es viel Arbeit, sieht ungewöhnlich aus und es fließen nur ein paar Tropfen Wasser durch den neuen Graben. Doch je mehr Wasser man hindurch leitet – also je mehr man das neue Muster einübt – umso tiefer wird das neue Flussbett, bis es irgendwann genauso groß ist wie das alte Flussbett, und den Vorgänger letztlich austrocknet.

Alle Patienten geben als Therapieziel an, sich besser zu fühlen. Mithilfe der Aktivitätenplanung kann man gemeinsam überlegen, was dies im Einzelnen bedeutet und welche Teilschritte dafür nötig sind. Es ist auch wichtig zu klären, dass manche Aktivitäten nicht unmittelbar belohnend sind, sondern am Anfang schwer fallen, und dass Freude oder Erleichterung mitunter erst hinterher kommt. Dies ist den meisten unmittelbar verständlich, denn jeder hat schon erlebt, dass zumindest manchmal gilt: Der Appetit kommt beim Essen. Dafür können Beispiele memoriert oder in Vorstellungsübungen generiert werden.

> **!** Vorstellungsübungen können helfen zu verdeutlichen, dass die verstärkende Wirkung einer Handlung oft erst hinterher spürbar wird.

Hierbei ist es wichtig, darauf zu achten, dass die Teilschritte und Aktivitäten nicht »zu groß« gewählt werden und zu Überforderung und Misserfolgserlebnissen führen. Das Aufschreiben der geplanten Aktivitäten führt zu einer höheren Verbindlichkeit der vereinbarten Tätigkeiten und hilft Patienten mit fehlender Tagesstruktur, diese wieder zu erlangen. Spezifische Teilschritte machen es leichter, überhaupt anzufangen und führen zu vielen kleinen Erfolgserlebnissen. Darüber hinaus lernen Patienten, einzuschätzen, wie viel Zeit sie sich für eine Tätigkeit einplanen müssen und haben bei Erfolg »schwarz auf weiß«, was sich durch die Therapie geändert hat. Dieses Vorgehen muss allerdings zunächst geübt werden. Am Anfang sollten die Patienten bei der Erstellung von Aktivitätsplänen nachhaltig unterstützt werden. Im Laufe der Therapie werden diese Pläne dann immer selbstständiger ausgefüllt und die Patienten erlangen immer mehr Erkenntnis darüber, dass sie selbst über die Planung entscheiden können und dies sich wiederum auf ihre Stimmung auswirkt. Handlungsnahe Hinweise zur genauen Ausgestaltung des Aktivitätenmonitorings und der Aktivitätenplanung finden sich im Mittelteil dieses Buches.

1.4 Empirische Befunde zur Wirksamkeit der Verhaltensaktivierung

Jacobson et al. (1996) verglichen die Wirkung von kognitiver Verhaltenstherapie mit derjenigen reiner Verhaltensaktivierung (ohne kognitive Komponenten) bei depressiven Patienten. Zusätzlich gab es eine Gruppe, in der beide Anwendungsprinzipien kombiniert wurden. Die Verhaltensaktivierung allein erzielte ebenso gute Ergebnisse wie kognitive Verhaltenstherapie, und dies nicht nur direkt nach der Therapie, sondern auch in einer Sechsmonats-Follow-Up-Messung. Diese Erkenntnis zog viele weitere Studien nach sich, die Verhaltensaktivierungstherapien im Einzel- und im Gruppensetting auf ihre Wirkung hin überprüften. Inzwischen wurden bereits mehrere Meta-Analysen durchgeführt, in denen die Effekte jeweils verschiedener Studien zur Verhaltensaktivierung analysiert wurden (Cuijpers, van Straten, & Warmerdam, 2007; Ekers, Richards, & Gilbody, 2008; Mazzucchelli, Kane, & Rees, 2009). Zusammenfassend lässt sich feststellen, dass die positive Wirkung von Verhaltensaktivierung bei Depressionspatienten gut dokumentiert ist und vergleichbar mit der Wirkung der kognitiven Verhaltenstherapie ist. Gegenüber Wartelisten und Placebokontrollbedingungen erzielte die Verhaltensaktivierung signifikante Verbesserungen in Bezug auf die depressive Symptomatik.

Über diese Metaanalysen hinaus gab es einige Studien, welche die Zusammenhänge von Verhaltensaktivierung mit der Wirkung antidepressiver Medikamente (ADM) verglichen. Dimidjian et al. (2006) verglichen die therapeutische Wirkung von Verhaltensaktivierung mit Kognitiver Verhaltenstherapie (KVT) und ADM unter Verwendung verschiedener Selbstauskunftsinstrumente. Sie zeigten, dass insbesondere bei schweren Depressionen Verhaltensaktivierung genauso gut wirkte wie ADM und sogar besser als KVT. Dobson et al. (2008) untersuchten die gleiche Stichprobe über einen Follow-Up-Zeitraum von 24 Monaten und fanden, dass die Patienten, die Verhaltensaktivierung und KVT erhalten hatten, deutlich seltener Rückfälle erlitten, als die Patienten, die ADM eingenommen und nach einem Jahr abgesetzt hatten. Auch Fereidooni, Gharaei, Birashk, Sahraeian und Hoseini (2015) konnten zeigen, dass Verhaltensaktivierung als zusätzliche Therapie zur medikamentösen Behandlung 8 Monate nach der Therapie eine positivere Wirkung auf die Depression hatte als medikamentöse Behandlung allein.

Porter, Spates und Smitham (2004) untersuchten die Wirkung einer Verhaltensaktivierungs-Gruppentherapie in Abhängigkeit vom sozioökonomischen Status und der Einnahme von ADM und fanden signifikante Verbesserungen in Werten des BDI-II (Beck-Depressions-Inventar Revision, Hautzinger, Keller, & Kühner, 2009) gegenüber der Prä-Messungen in der Dreimonats-Follow-Up-Messung, aber keine Unterschiede in Abhängigkeit der Einnahme von ADM oder des sozioökonomischen Status. Sie schlussfolgerten, dass Verhaltensaktivierung »konkreter und fassbarer« sei im Vergleich zur kognitiven Verhaltenstherapie und damit ein sinnvolles niedrigschwelliges Angebot darstelle. Diese Hypothese bildete die Grundlage für weitere Studien, die zeigen konnten, dass Verhaltensaktivierung auch als Selbsthilfeangebot geeignet ist, welches u. a. über das Internet und mit dem Smartphone genutzt werden kann. So kamen Mazzucchelli et al. (2009) zu der Hypothese, dass auch gesunde Patienten bzw. Patienten mit milden Formen von Depression von Verhaltensaktivierungsmaßnahmen im Sinne von Präventionsangeboten profitieren können.

! Verhaltensaktivierung ist etwa gleich wirksam wie kognitive Verhaltenstherapie, wird von Patienten aber als einfacher und konkreter erlebt.

Soucy Chartier und Provencher (2013) sowie Carlbring et al. (2013) bestätigten diesen Schluss und fassten zusammen, dass insbesondere Patienten mit milderen Formen von Depressionen von Selbsthilfeangeboten im Bereich Verhaltensaktivierung profitieren könnten. Ly et al. (2015) verglichen Verhaltensaktivierungsmaßnahmen über das Smartphone in Kombination mit einer verkürzten Therapie (vier Sitzungen) mit einer vollständigen Verhaltensaktivierungsmaßnahme (8 Sitzungen). Sie fanden eine gute Wirksamkeit beider Therapien und keine Unterschiede zwischen den Therapien. Auch für Patienten mit geringem Intellekt scheint die Methode der Verhaltensaktivierung geeignet zu sein. So konnten Jahoda et al. (2015) an einer Gruppe von 23 geistig behinderten Patienten zeigen, dass Verhaltensaktivierung gut akzeptiert und auch wirksam war.

Eine Studie von Chu et al. (2016) beschäftigte sich mit der Wirkung von Verhaltensaktivierung auf Jugendliche mit Angststörungen und Depressionen mit dem Schwerpunkt eines Anti-Vermeidungs-Trainings. Dabei zeigten sich gegenüber einer Wartelisten-Kontrollgruppe höhere Remissionsraten in Erst- und Zweitdiagnose und auch größere Verbesserungsraten in Fremdbeurteilungen.

Mittlerweile ist die Zahl der Studien, die eine gute Wirksamkeit von Verhaltensaktivierung nachweisen, also sehr groß. Sturmey (2009) fasst in seinem Überblicksartikel die Ergebnisse dieser Studien zusammen und schlussfolgert, dass Verhaltensaktivierung als evidenzbasierte Therapie gelten könne: »Behavioral activation was consistently superior to wait list and treatment as usual control groups. Effect sizes were not different from cognitive behavior therapy or cognitive therapy, both post-treatment and at follow-up. Indeed, behavioral activation may be more effective than cognitive therapy and cognitive behavior therapy in terms of lower dropout. Behavioral activation, like cognitive behavior therapy, may be superior to paroxetine because it results in less relapse and recurrence, may be substantially cheaper, and does not have risks of pharmacotherapy. There is some evidence that behavioral activation may also be useful with some people for whom cognitive and cognitive-behavior therapy is less effective, such as those with severe, lifelong depression, people with substance abuse and people with dementia and severe depression. There is now sufficient evidence to conclude that behavioral activation is an evidence-based therapy.«

> **!** Ein wichtiger Vorteil der Verhaltensaktivierung ist ihre einfache Handhabbarkeit. Der Ansatz wird gut akzeptiert, lässt sich einfach in Gruppen etablieren und kann mit Smartphone-Technologie unterstützt werden.

Die Anwendung in einem Gruppensetting ist grundsätzlich möglich. Meta-Analysen lassen keine klinisch bedeutsamen Nachteile der Verhaltensaktivierung in Gruppen erwarten (Cuijpers et al., 2007). Im Sinne einer Effizienzsteigerung ist also die Durchführung von Verhaltensaktivierung im Gruppensetting anzustreben.

Da die Etablierung von neuen Verhaltensroutinen langfristig gelingen soll, ist ein Einsatz moderner Smartphone-Technologie naheliegend, bei dem Verhaltens-Prompts eingesetzt werden und die Aktivitätenprotokollierung direkt am Smartphone erfolgen kann. Auch diese Einsatzform ist bereits erprobt und gilt als effizient (Carlbring et al., 2013).

1.5 Angenommene Wirkmechanismen und ihre Prüfung

Jede psychotherapeutische Behandlung, wahrscheinlich überhaupt jede (im weitesten Sinne medizinische) Intervention beim Menschen, wird einen besseren Wirkungsgrad erreichen, wenn positive Erfolgserwartungen bestehen (z. B. Kirsch, 2016). Auch der Grad, zu dem der Therapeut von einer Methode überzeugt oder sogar begeistert ist, bestimmt mit über den späteren Effekt (Johnsen & Friborg, 2015). Ob positive Erwartungen bestehen und/oder zu entwickeln sind, wird nicht zuletzt aber auch durch die Krankheitskonzepte und Patientenpräferenzen mitbestimmt. Gerade depressive Patienten sind dadurch gekennzeichnet, dass sie geringe Selbstwirksamkeitserwartungen haben (Maddux & Meier, 1995). Dementsprechend befürchten sie, dass eine Behandlung sie überfordern könnte oder nicht zu ihnen passt, dass sie die in der Therapie gestellten Anforderungen nicht erfüllen können. Viele Patienten haben bereits einige erfolglose Behandlungsversuche hinter sich. Diesen gilt es zu vermitteln, dass aufgrund der Verhaltensaktivierung auch bei schweren Ausprägungen und früheren erfolglosen Behandlungen gute Erfolge möglich sind, um sie gegen die geringen Erfolgserwartungen zu immunisieren. Bei der Aktivitätenplanung ist das A und O »SMARTe« Ziele zu formulieren, die klar und spezifisch sind und hinsichtlich ihres Schwierigkeitsgrads optimal an den Störungsgrad und die motivationalen Voraussetzungen, des/der Patienten angepasst sind (dies wird in Abschnitt 4.4.2 genauer erläutert). Es gehört zu den Grundsetzungen der Verhaltensaktivierung, dass sie kein besonderes Können aufseiten der Patienten erfordert und dass abhängig vom Ausgangsniveau sehr unterschiedliche Zielformulierungen möglich sind, welche potenziell eine verstärkende Wirkung entfalten können.

> **!** Verhaltensaktivierung erfordert kein besonderes Können aufseiten des Patienten, da die Ziele genau an den aktuellen Stand des Patienten angepasst werden.

Die initiale Ansprache hinsichtlich des Angebots sollte für jeden verständlich und attraktiv sein. Abbildung 1.2 enthält eine solche, unmittelbar verständliche Illustration zu einem der Prinzipien der Verhaltensaktivierung.

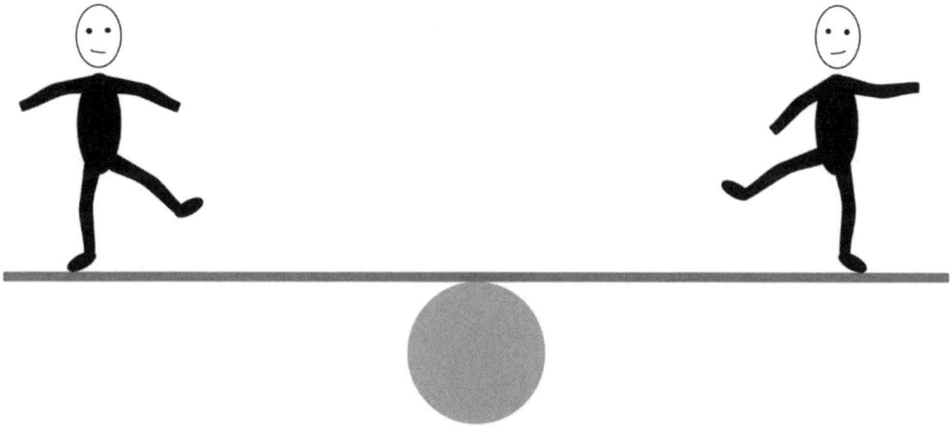

Abbildung 1.2 Um die Balance zu halten, muss man sich bewegen (© Konrad & Hoyer). (Ein ähnliches Zitat wird Einstein zugeschrieben: »Life is like riding a bicycle. To keep your balance, you must keep moving.«)

Neben diesen, von uns postulierten, nicht methodenspezifischen Prinzipien der Erfolgserwartung und der Passung wird die Erhöhung der Aktivitäts- bzw. Verstärkungsrate gemäß der Depressionstheorie von Lewinsohn als entscheidende Voraussetzung für die Reduktion der Depression durch Verhaltensaktivierung angesehen. Es fällt aber auf, dass zur empirischen Prüfung dieser Annahme nur wenige Daten vorliegen (vgl. Kunze, 2017; auch bereits bei: Lewinsohn & Libet, 1972). Das liegt zum einen daran, dass für jede der unterschiedlichen Komponenten der Verhaltensaktivierung andere Wirkmechanismen relevant sein könnten. Zum anderen ist nicht klar definiert, was mit »Steigerung der Verstärkerrate« gemeint ist: Einige Autoren betonen, es müsse vor allem um Selbst-Verstärkung gehen (Fuchs & Rehm, 1977), da externe Verstärker nicht zuverlässig seien, andere fokussieren das Verhältnis der Verstärkungsraten für depressives und nicht-depressives Verhalten (Lejuez et al., 2001), während Martell et al. (2001) betonen, dass es neben der Aktivierung von Verhalten, das auf positive Verstärkung ausgerichtet ist, vor allem um die Reduktion von Verhalten gehen müsse, das auf Vermeidung bzw. negative Verstärkung abzielt. Eine aktuelle Studie von Santos et al. (2017) zeigte, dass bei 79% der mit Verhaltensaktivierung Behandelten lediglich bei 14 Patienten ein Anstieg der Aktivitätsrate der Depressionsreduktion voraus- oder mit ihr einherging.

Eigene Analysen der Symptom- und Aktivitätsverläufe der von uns behandelten Patienten mit Depression (N = 117 Patienten, behandelt in 21 Gruppen) sprechen aber lediglich dafür, dass sich die Aktivierungsrate und der Depressionsgrad zeitgleich verändern (Kunze, 2017). In jeder Sitzung wurden Werte für die subjektiv empfundene Aktivierung mit der Behavioral Activation for Depression Scale-Short Form (BADS-SF) und für die Schwere der Depressionssymptomatik mit dem Beck-Depressions-Inventar Revision (BDI-II) erhoben. Die statistische Auswertung erfolgte als Post-hoc-Analyse eines Messwiederholungsdesigns mit 8 Messzeitpunkten. Dabei wurde zunächst in einem gemischten Mehrebenenmodell untersucht, ob das Gruppenprogramm theoriegemäß wirksam war. Danach wurde in einem autoregressiven Modell mit zeitverzögerten Variablen untersucht, ob die Änderungen der Aktivierung in der vorhergehenden Sitzung die Änderungen der Depressionssymptomatik in der nachfolgenden Sitzung voraus sagten. Die Schwere der Depressionssymptomatik der Patienten verringerte sich statistisch signifikant über den Therapieverlauf und die Aktivierung steigerte sich statistisch signifikant. Die Änderungen der Aktivierung der vorhergehenden Sitzung sagten die Änderungen der Depressionssymptomatik in der nachfolgenden Sitzung nicht vorher, vielmehr erfolgten die Änderungen von Aktivierung und Depressionssymptomatik gleichzeitig. Da für unsere Analysen lediglich wöchentliche Messungen über einen Zeitraum von acht Wochen vorliegen, ist es möglich, dass der zeitliche Auflösungsgrad der Messungen zu gering war, denn wenn eine Depressionsreduktion wenige Stunden nach einer Aktivität folgen würde, so könnte dies durch uns unsere wöchentlichen Messungen nicht gezeigt werden. Dass die Aktivitätsrate eng mit der Depressivität verknüpft ist, lässt sich aber auch aus unseren Daten ablesen.

Eine neue Studie von Nasrin, Rimes, Reinecke, Rinck und Barnhofer (2017) nimmt die Annäherungsmotivation in den Blick. In einer Annäherungs-Vermeidungsaufgabe zeigten nur diejenigen depressiven Patienten eine höhere Annäherungstendenz an positiv bewertete Stimuli, die vorher eine einstündige (!) Verhaltensaktivierungsintervention durchlaufen hatten. Die Studie arbeitete mit einer kleinen Behandlungsstichprobe (N = 20) und einer atypisch geringen Behandlungsdosis (eine Stunde), sodass die Ergebnisse nur als vorläufig angesehen werden können. Es erscheint aber vielversprechend, den angenommenen Wirkmechanismus, dass nämlich durch Aktivitätenmonitoring und -planung die zuvor »blockierte« Annäherungsmotivation wieder verfügbar wird, weiter zu untersuchen. (Eigene Studien dazu sind in Vorbereitung.)

Zusammenfassend lässt sich sagen, dass eine kausale Bedeutung der Aktivitätssteigerung für die Depressionsreduktion keineswegs hinreichend belegt ist. Eine logische Rechtfertigung für das Vorgehen lässt sich aber allein aus der Tatsache ableiten, dass eine Aktivitätssteigerung in der Regel mit einer Depressionsreduktion eng verknüpft ist. Eine mögliche Erklärung dafür ist, dass beide Merkmale – Aktivitäten und Depression – auf eine gemeinsame Drittvariable zurückgehen, wie sie etwa Seligman als »Erwartung der Unkontrollierbarkeit« definiert hat. Das eigene Verhalten zu verändern, um eine langfristige Stimmungsverbesserung zu erzielen, macht nur Sinn, wenn Menschen daran glauben, dass ihr eigenes Verhalten etwas bewirkt. Diese

Überzeugung ist antagonistisch zur Erwartung der Unkontrollierbarkeit und sie wird in dem hier dargestellten Behandlungsprogramm glaubwürdig und leicht nachvollziehbar vermittelt.

> **!** Die Wirkmechanismen der Verhaltensaktivierung sind empirisch noch nicht hinreichend geklärt. Vermutlich wirkt das Vorgehen insbesondere der Erwartung der Unkontrollierbarkeit und damit einem Kernsyndrom der Depression entgegen.

Ein Blick über den Tellerrand der klinischen Psychologie macht sichtbar, dass man wie Krämer, Helmes und Bengel (2014) auch elegant den (gesundheitspsychologischen) Health-Action Process Approach Ansatz von Schwarzer nutzen kann, um die Inaktivität depressiver Menschen weniger mit klinischen Begriffen zu erklären als mit Defiziten im Hinblick auf Variablen wie Risikowahrnehmung, Handlungsergebniserwartung, Selbstwirksamkeitserwartung, Intention, Handlungs- und Coping-Planung und Handlungsausführungskontrolle (Schwarzer, Lippke, & Luszczynska, 2011).

2 Indikation und Kontraindikation

2.1 Verhaltensaktivierung bei Depression

Hauptzielgruppe für Verhaltensaktivierung sind erwachsene Patienten mit unipolarer Depression, diagnostiziert nach dem Diagnostic and Statistical Manual of Mental Disorders (American Psychiatric Association, 2013), für welche die Wirksamkeit gut belegt ist (s. Abschn. 1.4). Verhaltensaktivierung ist insbesondere bei Patienten mit einer leichten bis mittelgradiger depressiven Episode (einmalig oder rezidivierend) gut einzusetzen. Studien zeigen, dass auch Patienten mit Dysthymie von der Verhaltensaktivierung profitieren (Hopko et al., 2004).

> **!** Eine depressive Störung ist die Hauptindikation für die Anwendung der Verhaltensaktivierung. Darüber hinaus erweist sich die Methode mehr und mehr auch im Rahmen anderer Störungen als hilfreich, bei denen Antriebslosigkeit, Vermeidung und fehlende soziale Kontakte eine Rolle spielen.

Ein Gesamtwert von mindestens 14 und höchsten 28 Punkten im Beck Depressions-Inventar (Hautzinger, Bailer, Worall, & Keller, 1995) bzw. Beck-Depressions-Inventar Revision (BDI-II Hautzinger et al., 2009) zu Beginn der Therapie hat sich als nützliches Einschlusskriterium bewährt. Der Eingangswert in der Global Assessment of Functioning Scale (American Psychiatric Association, 1989) sollte nicht unter 50 Punkten liegen, um zu gewährleisten, dass die Patienten über Alltagsbewältigungsfähigkeiten verfügen, die es ihnen ermöglichen, von der Behandlungsform und gegebenenfalls auch von der Gruppensituation zu profitieren. Die Einfachheit und Strukturiertheit des Verfahrens lässt es auch bei schweren depressiven Störungen und bei stationären Behandlungsintervallen aussichtsreich erscheinen (Folke et al., 2015). Beim Vorliegen einer schweren depressiven Episode ist allerdings eine zusätzliche Pharmakotherapie indiziert (DGPPN et al., 2009).

Für Jugendliche ist die Verhaltensaktivierung zunehmend besser erprobt und untersucht. McCauley et al. (2016) entwarfen basierend auf den Annahmen von Martell et al. (2010) ein Programm zur Verhaltensaktivierung speziell für Jugendliche und berichten, dass sowohl die Behandlungsgruppe als auch die Kontrollgruppe, welche eine nicht näher spezifizierte Behandlung für Depression erhielt, deutlich gebesserte Werte im Anschluss an die Therapie aufwiesen. Auch Ritschel, Ramirez, Jones und Craighead (2011) berichten positive Effekte der Verhaltensaktivierung bei Jugendlichen.

Auch für ältere Patienten konnte die Wirksamkeit der Verhaltensaktivierung in Bezug auf Aktivitäten und depressive Symptome bestätigt werden (z. B. Snarski et al., 2011).

Alexopoulos et al. (2016) entwarfen ein Programm zur Verhaltensaktivierung, das in den Annahmen von Lewinsohn und Jacobson wurzelt (ENGAGE, s. Abschn. 1.2.3). Da die Verhaltensaktivierung als Konzept einfach, plausibel und verständlich ist, eignet sie sich auch für Patienten mit geminderter Intelligenz.

Übersicht

Auf der Grundlage einer Meta-Meta-Analyse zur Psychotherapie der Depression geht Cuijpers (2017) etwas provokativ davon aus, dass alle Verfahren mehr oder weniger gleich wirksam seien. Welche positiven Argumente gibt es dann noch für die einzelnen Verfahren – außer dass sie vielleicht den Therapeutinnen und Therapeuten jeweils am besten gefallen? Für die Verhaltensaktivierung ist die Antwort klar:

- Sie ist in wenigen Sitzungen vermittelbar,
- gibt dem/der Patient/in also in kurzer Zeit neue Möglichkeiten zur Bewältigung der Situation und
- ist an keine besonderen intellektuellen Voraussetzungen geknüpft (vgl. zum Beispiel die groß angelegte Studie von Richards et al., 2016).

Man kann also erwarten, dass sie die gleichen Effekte wie andere Verfahren erreicht, aber in *kürzerer* Zeit. Damit erscheint das Verfahren überall da, wo die Zeit knapp ist, im stationären psychosomatischen oder psychiatrischen Kontext oder bei Arbeitsunfähigkeit, besonders indiziert.

2.2 Verhaltensaktivierung bei anderen psychischen Störungen

Verhaltensaktivierung kann auch bei depressiven Patienten mit komorbiden somatischen Erkrankungen (Hopko et al., 2011), psychischen Störungen (zum Beispiel PTBS, Gros et al., 2012) oder Substanzabhängigkeit (MacPherson et al., 2010) erfolgreich eingesetzt werden. Es gibt auch erste Wirksamkeitsnachweise bei Negativsymptomatik im Rahmen psychotischer Störungen (Mairs, Lovell, Campbell, & Keeley, 2011), bei Essstörungen (Alfonsson, Parling, & Ghaderi, 2015) oder bei transdiagnostischen Populationen, bei denen depressive und Angst-Symptomatik gemischt auftreten, und bei denen Vermeidungstendenzen überwunden werden müssen (Chen, Liu, Rapee, & Pillay, 2013).

Für die Behandlung im Rahmen bipolarer Störungen liegen noch nicht viele Befunde vor. Ein Übersichtsartikel von McMahon, Herr, Zerubavel, Hoertel und Neacsiu (2016) bezeichnet die Verhaltensaktivierung aber als vielversprechende Behandlungsmethode für bipolare Störungen, die noch weiter untersucht werden muss.

2.3 Verhaltensaktivierung in der gesundheitspsychologischen Anwendung

Fallbeispiel

Wie erwähnt, ist die Chance, die Zahl potenzieller Verstärker im Leben zu erhöhen, nicht nur für Patienten im engeren Sinne relevant. Neben dem Einsatz der Verhaltensaktivierung im Bereich von Prävention und Rehabilitation erscheint das Vorgehen auch bei verbreiteten Verhaltensproblemen eine Perspektive zu eröffnen. So berichten Manos et al. (2009) von der erfolgreichen Anwendung von Verhaltensaktivierung bei Beziehungs- und Partnerschaftsproblemen. Die Studie von Alfonsson et al. (2015) legt nahe, dass verhaltensaktivierende Interventionen auch bei manifester, lange vorbestehender Adipositas einen positiven Einfluss auf die Stimmung haben. Angesichts dessen, dass Essanfälle (Binge Eating) auch die Funktion haben, negative Stimmung zu regulieren, nahmen die Autoren an, dass bei denjenigen adipösen Studienteilnehmern, die in der Verhaltensaktivierungsgruppe (und nicht in der Wartekontrollgruppe) waren, gleichzeitig die Zahl der Essanfälle geringer werden würde. Dies war jedoch nicht der Fall. Essanfälle werden also vermutlich durch andere Faktoren als Inaktivität und schlechte Stimmung aufrechterhalten.

Statistische Zusammenhänge (wie in der oben genannten Studie) und kasuistische Beobachtungen können sich deutlich widersprechen. Verhaltensaktivierung kann in Einzelfällen auch Gewicht reduzieren und Essverhalten verbessern. Eine unserer Patientinnen machte »gesünderes Essen« zu einem ihrer wichtigsten Ziele im Rahmen ihrer Verhaltensaktivierung. Daraus ergaben sich zahlreiche Teilziele (schmackhafte Rezepte finden, gesunde Nahrungsmittel kostengünstig einkaufen, für andere kochen, etc.). Das resultierende Verhalten war mehrfachbestimmt: Es diente sowohl der Steigerung der Aktivitäten- und Verstärkerrate und es hatte auch einen zusätzlichen positiven Effekt auf das Übergewicht der Patientin.

In der Studie von Pagoto et al (2008) bei übergewichtigen Patienten *mit komorbider Depression* ließen sich eine Gewichtsreduktion, eine Reduktion der täglichen Kalorienaufnahme und eine Steigerung der körperlichen Aktivität durch Verhaltensaktivierung nachweisen.

Es lassen sich zahlreiche weitere Anwendungsgebiete im Bereich der primären und sekundären Prävention benennen, bei denen Inaktivität, Passivität und eine geringe Selbstwirksamkeitserwartung eine zentrale Rolle spielen, ohne dass bereits ein klinisch relevantes Syndrom gegeben ist. Wir denken dabei etwa an die Arbeit mit Langzeitarbeitslosen, mit vereinsamten älteren Menschen, mit arbeitslosen Jugendlichen oder Personen mit ausgeprägtem Computerspiel- oder Internetkonsum. Empirisch ließen sich positive Effekte der Verhaltensaktivierung zum Beispiel für den Bereich der adhärenten Medikamenteneinnahme bei HIV-Patienten zeigen (Daughters, Magidson, Schuster, & Safren, 2010).

In einer ausführlichen theoretischen Analyse sammeln Magidson et al (2014) sogar zahlreiche Belege dafür, dass durch ein verhaltensaktivierendes Training aufgrund der damit verbundenen Veränderungen von Erwartungen und Werten sich sogar ein Persönlichkeitsmerkmal wie die Gewissenhaftigkeit systematisch verändern lässt.

2.4 Kontraindikation

Kontraindikationen für die Anwendung der Verhaltensaktivierung im Einzelsetting umfassen das aktuelle Vorliegen einer psychotischen oder manischen Symptomatik, eines aktuell vorliegenden Substanzmissbrauchs bzw. einer Substanzabhängigkeit sowie einer akuten Suizidalität. Darüber kann es beim Vorliegen einer schweren depressiven Episode, psychotischen Störung oder Ähnlichem erforderlich sein, dass der Patient erst medikamentös eingestellt werden muss, damit eine Verhaltensaktivierung überhaupt möglich ist.

Besonderheiten in der Gruppenanwendung
Soll die Anwendung in der Gruppe durchgeführt werden, beinhalten Ausschlusskriterien ebenfalls das aktuelle Vorliegen einer psychotischen oder manischen Symptomatik, eines aktuell vorliegenden Substanzmissbrauchs bzw. einer Substanzabhängigkeit; und darüber hinaus auch das Vorliegen einer schweren Angststörung, die die Anwendung in der Gruppe massiv erschweren (z. B. schwere soziale Phobie oder Agoraphobie mit stark ausgeprägtem Vermeidungsverhalten), sowie im Rahmen der Depression vorliegende akute Suizidalität. Auch der Schweregrad der Depression ist zu beachten. Der erwähnte Richtwert (BDI nicht über 28) ist dabei ein Anhaltspunkt, wichtiger wiegt aber die klinische Einschätzung, inwieweit der Schweregrad der Depression eine regelmäßige aktive Teilnahme und ein selbstständiges Umsetzen der für den Erfolg zentralen therapeutischen Aufgaben (z. B. Symptomprotokolle; neues, alternatives, wertebezogenes Verhalten) zulassen wird. Eine inflexible inhaltliche Einengung einzelner Teilnehmer auf bestimmte Themen oder Themenbereiche stellt somit eine weitere potenzielle Kontraindikation dar, die berücksichtigt werden sollte (z. B. durch eine parallele Einzeltherapie). Sollte eine dieser Bedingungen vorliegen, so sind geeignete andere Maßnahmen (Psychotherapie im Einzelsetting, stationäre Therapie; Entwöhnungsprogramme, medikamentöse Einstellung durch einen Facharzt) in die Wege zu leiten. Liegt der depressiven Symptomatik primär eine Angststörung zugrunde, so ist zunächst diese zu behandeln. Es wird jedoch in vielen Fällen sinnvoll sein, auch im dann in der Regel notwendigen Einzelsetting verhaltensaktivierende Maßnahmen einzusetzen, um kurzfristig die Depression zu reduzieren und bessere Voraussetzungen für die Behandlung der Angststörung zu schaffen. Weitere Ausschlusskriterien sind hirnorganische Beeinträchtigungen und geistige Behinderung sowie schwere und/oder chronische körperliche Erkrankungen, welche die Alltagsbewältigung der Teilnehmer massiv einschränken. Parallele Einzelpsychotherapie und/oder Pharmakotherapie stellen keine grundsätzlichen Ausschlusskriterien dar.

3 Behandlungsaufbau und Vorbereitung

3.1 Konzeptioneller Handlungsrahmen

Die Methode der Verhaltensaktivierung verfolgt die Zielsetzung, ein kurzfristig verfügbares, leicht zu erlernendes und niedrigschwelliges Behandlungsangebot anzubieten, um die Rate positiver Verstärker für Patienten mit depressiven oder anderen Störungen zu erhöhen. Die Methode kann gleichermaßen im Einzel- wie im Gruppensetting durchgeführt werden, dabei unterscheiden sich die Inhalte nicht. Wenn möglich, empfehlen wir die Anwendung der Verhaltensaktivierung in Gruppen, da dadurch die Wartezeit für Patienten verkürzt wird und Patienten die Gruppendynamik oft als hilfreich und unterstützend wahrnehmen. Die inhaltlichen Grundlagen des Programms gehen auf die Verstärker-Verlust-Theorie der Depression nach Lewinsohn (1974) zurück und berücksichtigen die neueren Ansätze der Verhaltensaktivierung nach Martell et al. (2010) und Lejuez et al. (2011). Es geht nicht allein um die Erarbeitung und Durchführung von angenehmen Aktivitäten, vielmehr werden depressionsaufrechterhaltende Verhaltensweisen sowie Bedürfnisse und Ziele des Patienten identifiziert und darauf aufbauend Verhalten geplant. Dieses Vorgehen soll es dem Patienten ermöglichen, seine Lebensqualität zu steigern und von einem vermeidungsbasierten zu einem aktivitätsbasierten Lebensstil zu gelangen. In der konkreten Planung von Verhaltensänderung spielt das Handeln nach einem vorher erarbeiteten Plan eine wichtige Rolle und setzt vornehmlich auf indirekte Veränderungen von kognitiven Prozessen und Emotionen durch die vermehrte Verfügbarkeit von positiven Konsequenzen. Wenn kognitive Prozesse wie beispielsweise Grübeln gesondert aufgegriffen werden, geschieht dies unter der Annahme, dass auch Denkprozesse als Verhalten definiert werden können und somit ebenfalls einem aktiven, bewältigungsorientierten Ansatz zugänglich sind.

Obwohl das vorliegende Programm sich theoretisch vornehmlich auf den Ansatz der Verhaltensaktivierung bezieht und zum Beispiel eine sehr einfache Sitzungsstruktur beibehält (Hausaufgaben besprechen/neue Inhalte vermitteln/neue Aufgaben ableiten), nimmt es auch Elemente neuerer Konzeptionen der Depression, etwa der metakognitiven Therapie oder der Akzeptanz- und Commitmenttherapie auf, sofern diese das Vorgehen innerhalb der Logik der Verhaltensaktivierung unterstützen.

> **!** Die Sitzungsstruktur ist einfach und wird über das gesamte Programm hinweg durchgehalten: Hausaufgaben besprechen – neue Inhalte vermitteln – neue Hausaufgaben ableiten.

Besonderheiten in der Gruppenanwendung

Für die Durchführung wird ein ausreichend großer Raum mit genügend Sitzgelegenheiten und ggf. auch einem Tisch benötigt. Des Weiteren empfiehlt sich die Nutzung eines Flipchart und verschiedenfarbiger Stifte, unter anderem zum Aufzeichnen der Tagesordnung und zum Erarbeiten von Inhalten mit der gesamten Gruppe. Für Arbeitsblätter und Fragebögen kann ein Depressionsgruppenordner mit Kopiervorlagen angelegt werden. Den Teilnehmern sollten Kugelschreiber und Klemmbretter als Schreibunterlage zur Verfügung stehen. Namensschilder für Therapeuten und Teilnehmer erleichtern besonders zu Beginn die Kommunikation innerhalb der Gruppe. Den Teilnehmern ist nahezulegen, sich einen Ordner oder Hefter für Arbeitsmaterialien aus der Gruppe anzulegen. Es hat sich außerdem bewährt, die Sitzungen auf Video aufzuzeichnen (das vorherige Einverständnis der Teilnehmer vorausgesetzt), um im Team schwierige Situationen nach zu besprechen bzw. zur Schulung von Therapeuten, die das Vorgehen neu erlernen.

Wird die Verhaltensaktivierung als Gruppentherapie durchgeführt, ist es wichtig, bereits *vor* Beginn der Gruppensitzungen zu organisieren, wie die Patienten hinterher im Einzelsetting weiter betreut werden. Idealerweise übernehmen die Gruppentherapeuten einige Patienten selbst in die Einzeltherapie – dann kennen sie den Patienten bereits, haben eine therapeutische Beziehung aufgebaut und können sofort auf den Inhalten der Verhaltensaktivierung aufbauen und im Laufe der Einzeltherapie immer wieder Rückbezüge zur Gruppe stellen.

Da die Gruppensitzungen idealerweise mit sechs bis acht Patienten stattfinden, kann es sein, dass die Gruppentherapeuten es nicht schaffen, alle Patienten weiter zu betreuen. Hierbei sollte von vorn herein geklärt werden, wie viele Patienten die jeweiligen Therapeuten noch aufnehmen können. Für die Patienten, die nicht von den Gruppentherapeuten aufgenommen werden können, empfiehlt es sich, dass ein anderer Therapeut die probatorischen Sitzungen leitet, die Patienten dabei auf die Gruppentherapie vorbereitet, sie hinterher in die Einzeltherapie übernimmt und die Gruppeninhalte noch einmal gemeinsam mit den Patienten aufarbeitet.

Es ist unbedingt zu vermeiden, dass für Patienten längere Wartezeiten beim Übergang von der Gruppen- in die Einzeltherapie entstehen!

3.2 Die therapeutische Grundhaltung

Das vorliegende Behandlungsformat setzt klare Schwerpunkte auf die Themen Verhaltensaktivierung, aber auch Werteorientierung und Eigenverantwortlichkeit der Teilnehmer. Dies sollte sich in gewissem Maße auch in der Haltung der Therapeuten widerspiegeln. »Anti-depressive«, aktive Verhaltensweisen oder solche, die zumindest in diese Richtung gehen, werden vor allem durch die Aufmerksamkeit seitens der Therapeuten verstärkt. Versuche, ein Verhalten zu verändern, sind ebenso wertzuschätzen wie eine gelungene Veränderung. Es sollte klar werden, dass ohne »Ausprobieren« keine Veränderung stattfinden kann und dass ein »Begrübeln« der nächsten Schritte eher Ausdruck der depressiven Symptomatik ist, als ein sinnvoller Lösungsansatz. Das Prinzip »Versuch und Irrtum« ist als höherwertig gegenüber dem Prinzip anzusehen, dass erst eine vollständige Problemanalyse die Ableitung eines Lösungsansatzes erlaubt. Genau dieser Anspruch ist nämlich (nicht nur bei »depressiven Problemen«) zu selten einzulösen und mitunter nicht mit der Realität vereinbar.

Eine große Hürde, die der Verhaltensaktivierung im Weg stehen kann, ist Vermeidungsverhalten des Patienten. Für viele Therapeuten – aber auch für außenstehende Personen – ist es oft schwer, diese Verhaltenstendenz nachzuvollziehen. Martell et al. (2010) begründen dies mit der »Do-it-yourself«-Mentalität unserer Gesellschaft. Dabei ist es gerade an diesem Punkt wichtig, validierend auf das Verhalten des Patienten einzugehen und Verständnis für die Tendenz des Rückzugs und Vermeidens zu zeigen, da die Patienten zum einen aus ihrer Komfortzone ausbrechen und langfristig angelernte Gewohnheiten ablegen müssen, zum anderen die Symptome der Depression diesem Ausbrechen genau entgegen wirken. Hierbei ist auch zu berücksichtigen, dass der aktuelle Zustand für die Patienten zwar unangenehm ist, dass eine Veränderung aber immer auch eine Herausforderung darstellt und das Scheitern für manche Patienten eine noch größere Hoffnungslosigkeit mit sich bringen würde, weshalb sie sich scheuen, Veränderungen aktiv anzugehen. Der Kasten in Kapitel 0 erklärt Vermeidungsverhalten und soll Therapeuten helfen, Vermeidungsverhalten zu verstehen, um darauf empathisch und validierend eingehen zu können.

! Vermeidungsverhalten ist für Therapeuten oft frustrierend. Oft ist es für sie, aber vor allem auch für die Patienten erleichternd, wenn der Therapeut das Dilemma erkennt, in welchem sich der Patient befindet: Er befindet sich in einer unangenehmen Situation, hat aber ebenso Angst vor der Herausforderung der Veränderung, die ggf. schief gehen und in einer Enttäuschung enden könnte.

Oft erkennen die Patienten während der Therapie recht schnell, dass ihnen das Vermeidungsverhalten nur kurzfristig hilft und langfristig eher die Depression stärkt. Zusammen mit dem Therapeuten suchen sie dann alternative Strategien, um Probleme aktiv anzugehen, anstatt sie zu vermeiden.

! Die Bereitschaft, neue Verhaltensweisen auszuprobieren und sie *erst danach* zu bewerten und gegebenenfalls anzupassen, ist eine wesentliche Voraussetzung für das Gelingen einer verhaltensaktivierenden Intervention.

Die Therapeuten sollten im Verlauf der Sitzungen immer wieder die Fokussierung auf den wesentlichen Inhalt der Sitzung sicherstellen: nämlich die wertebezogene Verhaltensaktivierung sowie damit einhergehende Hürden bei der Umsetzung. Es geht mehr um problemorientiertes, als um emotionales Coping. Ein perseverierendes Wiederholen von Themen deutet häufig auf eine emotionale Vermeidungsfunktion hin. Dafür ist es hilfreich, zu Beginn jeder Sitzung das Grundmodell zur Depressionsentstehung heranzuziehen (Flipchart, Folie), um den inhaltlichen Schwerpunkt der jeweiligen Sitzung einzuordnen. Dabei kann auch das Hinzuziehen von einem Motto hilfreich sein (Beispiele geben wir bei den einzelnen Sitzungen).

> **!** Ein einfaches Motto kann helfen, den Stundeninhalt zu unterstreichen, was besonders bei Gruppensitzungen hilfreich ist. Beispiel: »*Probieren geht über Studieren*« als Motto für die Sitzung, in der die Aktivitätenplanung vermittelt wird.

Im Falle von Gruppentherapien sollten die Therapeuten klar vermitteln, dass jeder Teilnehmer selbst entscheidet, was und wie viel er in die Gruppe inhaltlich einbringt. Eine strikte Festlegung der Rollen Therapeut und Co-Therapeut ist nicht zwangsweise vorgesehen. Die bisherige Erfahrung hat gezeigt, dass ein »interaktives« Format, in dem sich die Gruppenleiter gegenseitig unterstützen und Interventionen einbringen können, die Gruppenatmosphäre positiv beeinflusst. Eine klare Linie sollte für die Teilnehmer dennoch stets erkennbar sein. Es ist auch möglich, die Gruppe durch einen erfahrenen Therapeuten und einen »Beginner« als Co-Therapeut durchführen zu lassen. Es sollte darauf geachtet werden, dass ausreichend Zeit für die Nachbereitung der Gruppensitzungen zur Verfügung steht. In diesen Phasen stehen neben dem Auswerten der Fragebögen der Austausch der Therapeuten untereinander und die Schwerpunktsetzung für einzelne Patienten im Vordergrund. Regelmäßige Supervision durch einen erfahrenen Gruppentherapeuten sollte eine Selbstverständlichkeit sein.

Beispiel

Erwartungen und Zielsetzungen ansprechen

Viele Patienten kennen und erwarten etwas anderes als das, worauf es in der Verhaltensaktivierung ankommt. Die Offenheit für den Ansatz und damit die Mitmachbereitschaft der Patienten ist für das Gelingen wichtig. Wie oben erwähnt sprechen die Therapeuten deshalb schon in der ersten Sitzung an, was die Patienten erwartet und was von ihnen erwartet wird: Ohne »Ausprobieren« kann keine Veränderung stattfinden und ein »Begrübeln« der nächsten Schritte ist eher Ausdruck der depressiven Symptomatik als ein sinnvoller Lösungsansatz.

3.3 Struktur und Inhalte der Sitzungen

Die Sitzungen folgen in der Regel dem Dreischritt:

- Hausaufgaben besprechen,
- Vermittlung neuer Inhalte und
- Hausaufgaben für die nächste Woche

vereinbaren. Eine über die Sitzungen hinweg fortlaufende Hausaufgabe ist die Beobachtung von Stimmung und Aktivitäten und die Protokollierung in einem Stimmungs- und Aktivitätsprotokoll. Ab der zweiten Sitzung werden die Teilnehmer dann dazu angehalten, für die Zeit bis zur nächsten Sitzung Aktivitäten zu planen. Die Planung von Aktivitäten sollte dabei möglichst konkret (wann, wo, mit wem etc.) erfolgen und mögliche Hindernisse sowie deren Bewältigung mit einbeziehen. Den Teilnehmern sollte von Anfang an vermittelt werden, dass die vereinbarten Hausaufgaben ein wesentlicher Therapiebestandteil sind und für den eigenen Therapieerfolg immense Bedeutung haben. Dies sollte sich auch im zeitlichen Rahmen, der für die Besprechung der Hausaufgaben aufgewendet wird, widerspiegeln.

Wesentliche Inhalte, die während der Therapie vermittelt werden sollen, sind in den folgenden Punkten kurz zusammengefasst:

(1) **Allgemeine Informationen über Depression und ihre Behandelbarkeit.** Die Teilnehmer sollen erkennen, dass eigenes Verhalten die Ausprägung der Depression (und der Stimmung) deutlich verändern kann. Sobald die wissensmäßigen Voraussetzungen dafür geschaffen sind, soll so früh wie möglich mit dem eigenen Verhalten »experimentiert« werden. Dazu beschreiben die Patienten das eigene Verhalten zunächst genau und erfassen dann dessen Auswirkungen auf ihre Stimmung.

(2) **Vermittlung des Prinzips »Handle nach Plan, nicht nach Stimmung.«** Häufig hindern schlechte oder traurige Stimmung oder Antriebslosigkeit die Patienten daran, eine bereits geplante, gewünschte oder auch notwendige Aktivität auszuführen. Es ist für den Therapeuten wichtig, dieses Verhalten zu verstehen und zu validieren: Für Patienten erscheint es als unüberwindbare Hürde trotz schlechter Stimmung, ausgeprägter Selbstzweifel und mangelndem Interesse eine bestimmte Handlung (z. B. Einkaufen zu gehen) auszuführen. Was wird aber passieren, wenn ein depressiver Mensch der (durchaus verständlichen) Regel folgt: »Ich werde es nur tun, wenn mir auch danach ist?« So kann vermittelt werden, dass es gerade bei Stimmungsproblemen wichtig ist, die eigene Stimmung *eben nicht* als Taktgeber dafür heranzuziehen, ob man etwas, das einem wichtig ist, tut oder nicht. Die damit vermittelte Kompetenz, gemäß eigener Zielsetzungen auch unabhängig von der eigenen Stimmung zu handeln, entspricht dem aus der Akzeptanz- und Commitmenttherapie stammenden Konstrukt der psychologischen Flexibilität (vgl. Hoyer & Gloster, 2013). Um die positiven Effekte der Verhaltensaktivierung nutzen zu können, stellt eine genaue schriftliche Planung von Aktivitäten in realistischen Teilschritten eine Verbindlichkeit dar und unterstützt den Patienten in der Durchführung. Im Sinne zielführend formulierter Durchführungsabsichten (Gollwitzer,

1999) können weitere Hilfen zur Selbstregulation gegeben werden (z. B. Formulierung von Wenn-dann-Absichten mit konkreter Festlegung der Situationsbedingungen, Schaffen von Handlungsalternativen für nicht umsetzbare Pläne etc.).

(3) **Therapie ist Eigenleistung.** Deswegen werden ab der ersten Sitzung Materialien, die zu Hause zu bearbeiten sind, genutzt und an die Teilnehmer verteilt. Ohne eigene Aktivitäten kann die Therapie keine Fortschritte machen. Eine Lösung der Probleme »von außen« ist nicht zu erwarten und der Fokus auf externe Problemstellungen (Verhalten der Kollegen am Arbeitsplatz, partnerschaftliche Probleme) ist zu begrenzen.

(4) **Aktivierungsfokus statt Vermeidung.** Alle auftauchenden Schwierigkeiten und Hindernisse werden aus dem Blickwinkel betrachtet, was der Patient *von sich aus* tun kann, um die Situation entsprechend seiner Ziele zu verändern. Dazu zählen sowohl generelle Strategien der Problemlösung als auch neue Verhaltensweisen im Umgang mit kognitiven Prozessen, wie z. B. Grübeln. Vermeidungsverhalten, das den Zugang zu Verstärkern potenziell blockiert, wird identifiziert und der Patient wird ermutigt, das Vermeidungsverhalten schrittweise zu reduzieren oder gar aufzugeben.

3.4 Patientenunterlagen

In der Forschung ist man sich einig, dass Inhalte besser erinnert werden, wenn sie in unterschiedlichen Modalitäten vorliegen, also beispielsweise gehört sowie gelesen werden. Deswegen setzen wir in der hier beschriebenen Technik verstärkt auf Arbeitsmaterialien, die dem Patienten mitgegeben werden. Arbeitsblätter unterstreichen die Kompetenz des Therapeuten und wirken sich positiv auf die therapeutische Beziehung aus, da der Patient sieht, dass der Therapeut vorbereitet zu den Sitzungen erscheint und daran interessiert ist, dem Patienten »etwas mitzugeben«. Darüber hinaus erleichtern sie die Kommunikation, da Inhalte leichter verständlich werden, wenn sie noch einmal in schriftlicher Form vorliegen. In späteren Therapiesitzungen oder nach der Therapie können die Arbeitsmaterialien dann vom Patienten genutzt werden, um Inhalte noch einmal aufzufrischen, die vergessen wurden oder sich neue Impulse einzuholen.

Der Anhang des Buches beinhaltet alle wichtigen Arbeitsmaterialien für die Verhaltensaktivierung. Zentral ist hierbei das Aktivitäts-Stimmungs-Protokoll, das jede Woche vom Patienten ausgefüllt und dann in den Therapiesitzungen besprochen wird. Darüber hinaus werden mithilfe der Arbeitsblätter in jeder Sitzung die angewandten Techniken erläutert.

Für die Therapeuten sind diese Arbeitsblätter als Hilfsmittel zu verstehen, die die Vermittlung der Therapieinhalte und die Strukturierung der Sitzungen unterstützen sollen, aber beliebig angepasst und abgeändert werden können.

Um die Therapieinhalte für den Patienten möglichst zugänglich zu machen, hat es sich bewährt, jede Stunde unter ein bestimmtes Motto zu setzen und viele Metaphern, Bilder und Sprichwörter zu verwenden. Einige Ideen für Sprichwörter sind im Kasten aufgezählt.

Sprichwörter können den Zugang zu therapeutischen Inhalten erleichtern und die »Philosophie« der Verhaltensaktivierung auf prägnante Weise unterstreichen. Einige Beispiele:

- Wer sich nicht bewegt, spürt seine Ketten nicht.
- Es gibt nichts Gutes, außer man tut es.
- Keiner ist verurteilt zu bleiben, wie er ist.
- Gewinnen beginnt mit beginnen.
- Kleine Schritte sind immer besser als große Worte.
- Lieber auf neuen Wegen stolpern, als auf der Stelle treten.
- Leiden ist manchmal leichter als handeln.
- Der beste Zeitpunkt, neue Vorsätze umzusetzen, ist jetzt.
- Gewinnen kann nur, wer überhaupt spielt.

Für mehr Sprichwörter: Metapherndatenbank: http://www.metaphern-schatzkiste.de/

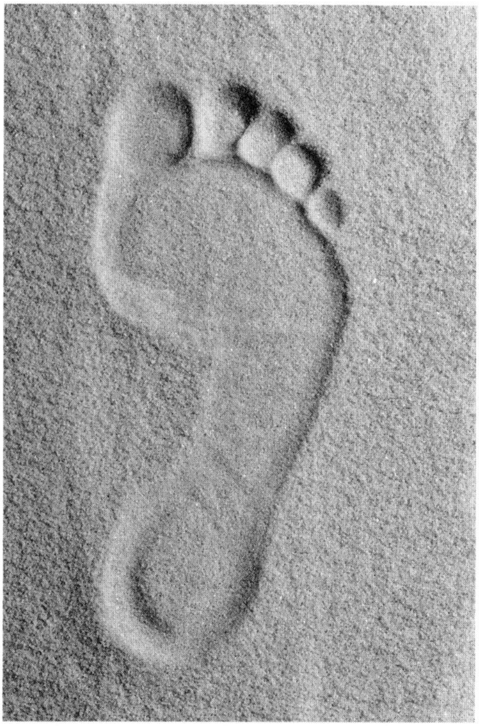

Abbildung 3.1 Ein Bild sagt mehr als tausend Worte

Ist der Fußabdruck in Abbildung 3.1 eingedrückt oder schaut er aus dem Sand heraus? Viele Leute haben hierzu von vornherein eine bestimmte Wahrnehmung. Sie umzukehren und den Fußabdruck fortan »andersherum« wahrzunehmen, ist schwer und oft kippt die Wahrnehmung wieder automatisch zurück in den vorherigen Zustand.

Dies kann man verallgemeinern: Jeder hat eine bestimmte Art, die Welt wahrzunehmen und in ihr zu handeln. Diese Wahrnehmung und Verhaltensweisen zu ändern, ist schwierig und oft »kippt« man – besonders am Anfang – schnell wieder in alte Muster zurück. Die Darstellung hilft Patienten, ihr Verhalten zu verstehen, kann aber auch Therapeuten verdeutlichen, vor welcher Hürde Patienten in ihrer Therapie stehen.

3.5 Verlaufsmessung

Die begleitende Diagnostik stellt eine wichtige Informationsquelle für die Therapeuten dar. Darüber hinaus sichert sie vor allem die Erfolgskontrolle der therapeutischen Intervention und erlaubt eine Rückmeldung des Therapieverlaufs an die Teilnehmer. Empfohlen werden hier das Beck-Depressions-Inventar Revision (BDI-II; Hautzinger, Keller & Kühner, 2006) zur Erfassung des Schweregrades der depressiven Symptomatik sowie die Behavioral Activation for Depression Scale bzw. deren Kurzfassung (BADS, deutsche Version: Hoyer & Teismann, 2016; Teismann, Ertle, Furka, Willutzki, & Hoyer, 2016) zur Erfassung des Ausmaßes an Aktivität und Vermeidung. Die Fragebögen werden vor Beginn jeder Sitzung ausgeteilt. Im Idealfall erscheint der Patient zehn Minuten vor Beginn der Sitzung, sodass die Fragebögen außerhalb der eigentlichen Therapiezeit ausgefüllt werden können und die 100 Minuten Sitzungszeit wirklich nur für Inhalte genutzt werden. Erfahrungsgemäß sind die meisten Patienten gern dazu bereit.

! Das Rational für den beständigen Einsatz der Depressions- und Aktivitätsmaße ist denkbar einfach und lässt sich leicht in dem folgenden Bild vermitteln: Ohne Fieberthermometer (Blutdruckmessung usw.) weiß man nicht, ob der Patient wieder gesund ist. Die Fragebögen sind das »Fieberthermometer« dieser Behandlung.

Befindlichkeits- und Aktivitätsveränderungen werden auf diese Weise sowohl vom Patienten als auch vom Therapeuten schnell wahrgenommen. Fortschritte in der Aktivierung können kontingent sozial verstärkt werden, Barrieren oder Verschlechterungen werden schneller erkannt. Dies ist Teil einer für die Verhaltensaktivierung typischen Kultur der konsequenten Selbstbeobachtung des eigenen Verhaltens – als der entscheidenden Quelle der Veränderung. Die Therapeuten sollten wie in jeder Depressionstherapie im Übrigen nicht versäumen, die Depressionsfragebögen sofort klinisch auszuwerten und schon während der Sitzung auf eventuell vorliegende Suizidalität zu prüfen.

Eine Besprechung des Verlaufs der Fragebogenwerte anhand grafischer Darstellungen ist jederzeit möglich. Die Eingabe der Daten muss dabei nicht unbedingt durch Praxispersonal oder Praktikanten erfolgen, sondern kann und sollte vom Patienten selbst vorgenommen werden, mehr als rudimentäre Excelkenntnisse sind dafür nicht erforderlich. Bei weniger positiven Verläufen kann die grafische Darstellung der Depressions- und Aktivitätskurven genutzt werden, um mit dem Teilnehmer in ein Gespräch über die Ursachen eines stagnierenden oder sich verschlechternden Verlaufes zu kommen. Oftmals empfiehlt sich in diesem Zusammenhang das Wiederaufgreifen des Modells zur Entstehung und Aufrechterhaltung der Depression (Martell et al., 2010).

Fallbeispiel

Der 35-jährige, langzeitarbeitslose Patient Herr V. stellte sich mit chronischen Schlafstörungen, Niedergeschlagenheit und Antrieblosigkeit in der Ambulanz vor.

Er berichtete einen unstrukturierten Tagesrhythmus mit mehreren Schlafphasen während des Tages. Als Ziel gab er an, er wolle wieder mehr Energie für seine Tätigkeiten haben, was ihn besonders belaste, da er gerade selbst eine Wohnung für sich umbaue und hierbei aufgrund der Depression nicht mehr vorankomme.

Zunächst wurde schnell deutlich, dass sein Tagesrhythmus dem Erleben von positiven Ereignissen im Weg stand, weil er tagsüber oft schlief und somit keine sozialen Kontakte pflegen und nur wenig positiven Aktivitäten nachgehen konnte, während er nachts häufig wach war, und zu dieser Zeit keine Kontakte möglich und Aktivitäten nur schwer umzusetzen waren. Nach der psychoedukativen Information zum Thema Schlaf wurde mit dem Patienten im Rahmen der Aktivitätenplanung ein regelmäßiger Tagesrhythmus vereinbart sowie Schwierigkeiten bei der Umstellung des Schlafrhythmus besprochen. Der Patient konnte dies schnell umsetzen, die Kontingenz zwischen Schlafverhalten und positiver Stimmung am nächsten Tag war für den Patienten spontan ableitbar.

Im nächsten Schritt wurde deutlich, dass das Projekt »Wohnungsbau« für Herrn V. deshalb wichtig war, weil es für die Verwirklichung zentraler persönlicher Werte, wie Unabhängigkeit und »Eigenes schaffen« stand. Zwar bereitete ihm der Bau eher in Ausnahmefällen unmittelbar Freude, die Fertigstellung einzelner Teilziele verschaffte ihm aber Zufriedenheit und half ihm gegen depressive Verstimmung. Deswegen wurden vor allem Aktivitäten, welche die Wohnung betreffen, besprochen und vereinbart. Aus den Stimmungs- und Aktivitätenprotokollen ließ sich ferner ableiten, dass Alternativpläne für den Fall zu erstellen waren, dass das Bauen an der Wohnung nicht möglich war, z. B. aufgrund der Uhrzeit oder am Wochenende wegen Lärmbelastung.

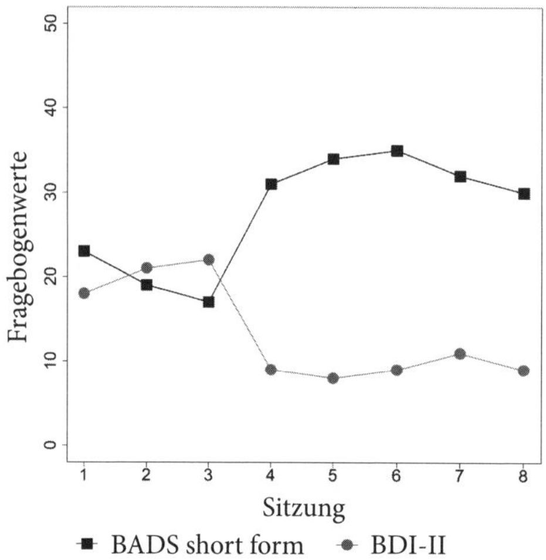

Abbildung 3.2 Verlaufsdarstellung für Herrn V. Dargestellt ist der Wert im Beck Depressions-Inventar (BDI-II) und in der Behavioral Activation for Depression Scale (BADS).

Der Verlauf der Fragebogenwerte im Beck Depressionsinventar (BDI-II, Hautzinger et al., 2009) zeigt deutlich die Reduktion depressiver Symptome sowie die Steigerung der Aktivitäten auf der Behavioral Activation for Depression Scale (Teismann et al., 2016), s. Abb. 3.2.

Die Behavioral Activation for Depression Scale (BADS)

Die BADS ist ein Selbstbeurteilungsfragebogen, der zentrale Zielparameter des Therapieansatzes der Verhaltensaktivierung depressiver Patienten, das heißt, vor allem Aktivität und Vermeidung bei Patienten, messen soll. Sie umfasst Skalen zur Messung von Aktivitäten, Vermeidung/Grübeln, funktioneller Beeinträchtigung bei der Arbeit und Beeinträchtigungen im Sozialleben. Die BADS liegt in Kurz- und Langform vor und kann vom Patienten innerhalb von 5 Minuten ausgefüllt werden. Dabei kann er Punktwerte vergeben von 0 = »trifft überhaupt nicht zu« bis 6= »trifft vollkommen zu«. Die Angaben sollen sich jeweils auf die letzte Woche beziehen. Die Langform des Fragebogens (Hoyer & Teismann, 2016) ist unter www.psychometrikon frei verfügbar; Tabelle 3.1 zeigt die Kurzform der BADS. Hier werden nur die Subskalen »Aktivität« und »Vermeidung« abgefragt. Die schriftliche Instruktion lautet folgendermaßen: »Bitte lesen Sie jede Aussage sorgfältig durch und markieren Sie dann die Zahl, die am besten beschreibt, wie sehr die Aussage für Sie in der letzten Woche, inklusive heute, zutraf.« Da die Instruktion selbsterklärend ist, kann die BADS auch in Abwesenheit des Testleiters bearbeitet werden (z. B. im Wartebereich oder vor einem diagnostischen Gespräch).

Tabelle 3.1 Die Kurzform der Behavioral Activation for Depression Scale (BADS).

								Nur zu Auswertungszwecken		
	0	**1**	**2**	**3**	**4**	**5**	**6**	**ACT**	**AV**	**T**
1. Es gab Dinge zu tun, die ich nicht erledigt habe.								__		R
2. Ich bin zufrieden mit der Art und Anzahl an Dinge, die ich getan habe.								__		__
3. Ich habe viele und unterschiedliche Aktivitäten unternommen.								__		__
4. Ich habe gute Entscheidungen darüber getroffen, welche Aktivitäten ich unternehme und in welche Situationen ich mich begebe.								__		__
5. Ich war eine aktive Person und habe die Ziele erreicht, die ich mir vorgenommen hatte.								__		__
6. Ich war vor allem damit beschäftigt, unangenehme Dinge zu vermeiden oder vor ihnen zu fliehen.									__	R

Tabelle 3.1 (Fortsetzung)

								Nur zu Auswertungszwecken		
	0	1	2	3	4	5	6	ACT	AV	T
7. Ich habe viel Zeit damit verbracht, wieder und wieder über meine Probleme nachzudenken.									__	R
8. Ich habe nur Tätigkeiten ausgeführt, die mich davon abgelenkt haben, wie schlecht es mir geht.									__	R
9. Ich habe Dinge getan, die angenehm waren.								__		__

Für die Berechnung des BADS-Gesamtwertes werden die Items der Subskala »Avoidance/Rumination«, (und in der Langform noch »Work/School Impairment« und »Social Impairment«) zunächst invertiert. Im Anschluss werden die Werte aller Items aufsummiert. Zur Berechnung der Subskalenwerte werden die jeweiligen Itemwerte aufsummiert – ohne dass die Items zuvor invertiert wurden.

Da für die BADS noch keine Normierung vorliegt, kann man die Verlaufswerte einem Patienten aushändigen, damit er sich mit sich selbst vergleichen kann (siehe Fallbeispiel Herr V. im vorigen Absatz). Darüber hinaus ist es auch möglich, die Werte einzelner Patienten oder einer Gruppe mit vorangegangenen Gruppen zu vergleichen.

3.6 Vorbereitung der Patienten auf das Gruppenformat

Grundsätzlich sollten die Teilnehmer dem Gruppentherapieformat offen und positiv gegenüberstehen und die Bereitschaft zeigen, an einem solchen Programm aktiv teilzunehmen. Um zu gewährleisten, dass die Teilnehmer eine informierte Entscheidung bezüglich ihrer Teilnahme treffen können, sollte in einem Vorgespräch ein Überblick über inhaltliche und formale Rahmenbedingungen gegeben werden. Bei einer Entscheidung für das Gruppenprogramm sollten die Teilnehmer bereit sein, sich zur Teilnahme an möglichst allen Sitzungen zu verpflichten, um die Kontinuität der Gruppenarbeit zu gewährleisten. Da es sich bei der Verhaltensaktivierung um eine themenspezifische Intervention handelt, sollte sichergestellt werden, dass die Teilnehmer in der Lage sind, den Fokus auf Depression und Verhaltensaktivierung zu halten. Dies könnte vor allem Teilnehmern schwerfallen, die von sehr umfänglichen Lebensproblemen, schweren körperlichen Erkrankungen oder massiven Partnerschaftsproblemen betroffen sind.

Typische Vorbehalte möglicher Teilnehmer im Hinblick auf das zeitlich begrenzte Gruppenformat sind ein mangelndes Eingehen auf die individuellen Probleme, ein potenziell zu geringer Zeitrahmen und die Scheu, sich vor anderen zu öffnen. Diese Vorbehalte sind vor dem Hintergrund der meist bestehenden Erwartung, eine individualisierte und ggf. auch »gründliche« Einzeltherapie beginnen zu können, in der es möglich ist, oft jahrelange bestehende Probleme zu besprechen und zu klären, gut nachvollziehbar. Im Rahmen der Aufklärungspflichten gegenüber den Patienten ist diesen Vorbehalten ausgewogen zu begegnen. Demgemäß ist auch über die Nachteile aufzuklären, die durch eine Nicht-Teilnahme entstehen können: Entscheiden Patienten sich gegen die Teilnahme an dem Gruppenprogramm, so nehmen sie in der Regel erheblich längere Wartezeiten in Kauf, sie verzichten auf die Möglichkeit sozialen Lernens und auf die Möglichkeit, die unspezifischen Wirkfaktoren einer Gruppentherapie zu nutzen. Beobachtungen am Modell anderer Patienten mit gleich gelagerten Problemen entfallen.

Im Einzelnen schlagen wir folgende Argumentation für eine Teilnahme an der Gruppe vor:

- **Mangelndes Eingehen auf individuelle Probleme:** Wir informieren die Teilnehmer offen darüber, dass das Gruppenprogramm eine vorgegebene Struktur hat, innerhalb derer deutlich weniger Raum für die Analyse individueller Probleme besteht. Wir verdeutlichen, dass ein neuer und aktiver Umgang mit depressiven Symptomen erlernt werden soll, der einem »Umkreisen« alter Probleme eher gegenübersteht. Gleichzeitig stehen Hausaufgaben im Mittelpunkt des Gruppenprogramms, bei denen es ausschließlich um individuelle Probleme geht. Die Teilnehmer erlernen also ein Prinzip, das sie von Anfang an auf ihre persönlichen Probleme anwenden sollen.
- **Potenziell zu geringer Zeitrahmen:** Das Gruppenprogramm umfasst acht Sitzungen à 100 Minuten über acht Wochen, was rechnerisch zwei Einzelsitzungen pro Woche entspricht. Ein solches Zeitbudget ist in der Einzeltherapie oft nicht möglich, welche sich auf meist eine Stunde pro Woche beschränkt. Die Therapiedosis ist eher höher als im Regelfall. Wer also eine intensive und schnell wirksame Therapie sucht, ist bei dem Gruppenprogramm gut aufgehoben; wer hingegen eine lange »therapeutische Anbindung« sucht, wird zunächst enttäuscht sein. Ferner gilt das Prinzip, dass bei Fortbestehen einer behandlungsbedürftigen Störung am Ende des Gruppenprogramms auch eine Fortsetzung der Verhaltenstherapie, dann als Einzeltherapie, möglich sein muss.
- **Scheu, sich vor anderen zu öffnen.** Patienten mit komorbiden Persönlichkeitsstörungen oder ausgeprägter sozialer Angst schießen die Teilnahme an dem Gruppenprogramm oft kategorisch aus und sind auch für ein Ausprobieren und Kennenlernen nicht offen. Ist die Hemmschwelle weniger ausgeprägt, so empfiehlt sich der Verweis auf die Schweigepflicht, die für alle Gruppenteilnehmer gilt und auf die Tatsache, dass alle Teilnehmer die gleichen Voraussetzungen mitbringen (Depression) und dass soziale Statusunterschiede in der Gruppe keine Rolle spielen. Auch ein Verweis auf die Gruppenregeln, wonach jeder selbst entscheiden kann,

was er/sie einbringen möchte oder nicht, ist hilfreich. Zudem ist zu betonen, dass der/die Gruppenleiter die vereinbarten Regeln überwacht und durchsetzt, wodurch jeder Einzelne unter dem Schutz der Gruppenleiter steht.

! In der Gruppe erleben die Patienten weitestgehend dasselbe Programm wie in der Einzeltherapie, profitieren aber zusätzlich von den Erfahrungen anderer.

Voraussetzungen schaffen – das Vorgespräch für das Gruppenformat

Um sicherzustellen, dass die Patienten für eine Teilnahme am Programm geeignet sind und um ihnen ausreichende Informationen über Format und Inhalt der Gruppentherapie mitzuteilen, empfiehlt es sich, ein Vorgespräch im Rahmen der probatorischen Sitzungen durchzuführen. Im Rahmen dieses Vorgesprächs sollten zunächst die aktuellen Beschwerden des Patienten noch einmal genau abgefragt und mit den inhaltlichen Schwerpunkten der Gruppe abgeglichen werden. Dabei ist unbedingt darauf zu achten, dass innerhalb des Programms nicht nur die »klassische« depressive Symptomatik (Rückzug, Inaktivität, Verlust von Tagesstruktur) Beachtung findet, sondern dass das Programm genauso geeignet bei Erschöpfungsdepressionen ist, die sich zunächst durch ein »Mehr« an Aktivität darstellen. Beim Vorliegen von oben genannten Ausschlusskriterien und bei inhaltlich deutlich anders gelagerten Problemstellungen (z. B. Fixierung auf bestimmte inhaltliche Themen, wie extreme Eifersucht im Rahmen einer Paarproblematik) sollte von einem Einschluss des Patienten abgesehen und eine geeignetere Therapieform angeboten werden. Vorbehalte und Ängste der potenziellen Teilnehmer in Bezug auf das Gruppenformat sollten ebenfalls Bestandteil des Vorgesprächs sein sowie die Herausarbeitung der Vorzüge, die ein solches Format bieten kann (s. Abschn. 3.6). Darüber hinaus sollte den Teilnehmern klar vermittelt werden, dass die Entscheidung für oder gegen die Teilnahme am Gruppenprogramm freiwillig ist und eine weiterführende Einzelbehandlung keinesfalls ausschließt.

Im Anschluss an das Aufklärungsgespräch werden dem Patienten zwei Dokumente mitgegeben: ein Dokument zur Psychoedukation von Depression und ein Dokument mit Informationen zur Gruppentherapie.

4 Durchführung und Anwendung der Technik

Im Folgenden wird der empfohlene Ablauf zur Anwendung der Technik der Verhaltensaktivierung dargestellt. Dabei schlagen wir vor, die Verhaltensaktivierung in acht Therapiesitzungen à 50 oder 100 (Einzelsetting) bzw. 100 Minuten (Gruppentherapie) zu gliedern, die jeweils unterschiedliche Themenschwerpunkte legen und aufeinander aufbauen. Auf Besonderheiten in Bezug auf das Gruppensetting wird für jede Sitzung genauer eingegangen.

> **!** Die im Folgenden dargestellten Sitzungen sind auf Behandlungseinheiten von 100 Minuten – also auf sogenannte Doppelstunden hin ausgerichtet. Im Einzelsetting können einzelne Themen auch in 50 Minuten besprochen werden.

Sitzung	**Thema**
1.	Kennenlernen, Psychoedukation Depression, Stimmungs- und Verhaltensprotokollierung/ **Aktivitätenmonitoring**
2.	Einführung in die wertebezogene Verhaltensaktivierung / **Aktivitätenplanung**
3.	aktiver Umgang mit Grübelgedanken
4.	aktives Problemlösen und Vermeidung überwinden
5.	soziale Netzwerke
6.	offene Sitzung mit Themenschwerpunkt nach Bedarf
7.	Rückfallprophylaxe 1 – individuelle Frühwarnzeichen und Hochrisikosituationen
8.	Rückfallprophylaxe 2 – Zusammenfassung und Planung eines mittelfristigen Zieles

4.1 Sitzungsstruktur des vorgestellten Programms (aus Hoyer & Teismann, im Druck).

4.1 Sitzung 1: Psychoedukation über Depression und Aktivitätenmonitoring

Motto: »Gewinnen beginnt mit Beginnen.« (Shakespeare)

4.1.1 Ziele der Sitzung

Der Patient erhält zunächst einen Überblick darüber, was ihn in den kommenden Sitzungen erwartet und wie sie ablaufen werden. Anhand der Kriterien für Depression wird die Diagnose erläutert. Die Sprache sollte leicht verständlich und die Erklärung gut nachvollziehbar sein. Darauf aufbauend wird bereits in der ersten Stunde das der Methode zugrunde liegende Modell der Depressionsentstehung und -aufrechterhaltung nach Martell et al. (2010) eingeführt und verständlich anhand von Beispielen erklärt. Als behaviorales Modell der Depressionsentstehung vermeidet es normative oder gar stigmatisierende Wertungen und betont die Veränderlichkeit depressiven Verhaltens. Die Haltung des Therapeuten ist validierend, normalisierend und von natürlicher Wertschätzung für den Patienten geprägt, sodass in dieser Sitzung positive Erfolgserwartungen gefördert werden. Sollten andersartige oder gar konträre Erwartungen im Hinblick auf das Therapieangebot bestehen, so ist es wichtig, dies offen und klar aufzugreifen und, wie immer bei kritischen Situationen, mit der Logik der Verhaltensaktivierung zu argumentieren. In diesem Fall: das gehört zu dem Besten, was man gegen Depression tun kann. Jeder kann zumindest kleine Schritte machen. Warum probieren Sie nicht einmal aus? Weiterhin erfolgt der erste Schritt in Richtung Verhaltensaktivierung, indem der Patient mit Stimmungsprotokollen vertraut gemacht wird und als Hausaufgabe das Protokollieren seiner Stimmung und Aktivitäten in der Zeit bis zur nächsten Sitzung vereinbart wird.

4.1.2 Sitzungsinhalt

Tagesordnung

Die abgebildete Tagesordnung (s. Tab. 4.1) soll vor allem dem Therapeuten als Sitzungsüberblick dienen. Diese kann innerhalb der Sitzung als Strukturierungshilfe und zum Überblick über das Zeitmanagement genutzt werden.

Tabelle 4.1 Tagesordnung der Sitzung 1

Kurselement	Materialien	Dauer (min)
Begrüßung Die Kursleiter stellen sich vor und geben Information zum Ablauf der Sitzungen.	*nur für Gruppensetting:Arbeitsblatt 1.1: »Inhalte der Gruppensitzungen und Gruppengrundsätze«, Namensschilder	10
*Nur für Gruppensetting: Einführung der Gruppengrundsätze	1.2: »Struktur und Inhalte der Gruppensitzungen, Gruppengrundsätze«	5
Ausfüllen der Verlaufsfragebögen	BDI-II, BADS-SF	15
*Nur für Gruppensetting: Vorstellungsrunde	Flipchart, Stifte	15
Psychoedukation: Symptome und Diagnosekriterien der Depression	Flipchart, Stifte Arbeitsblatt 1.3: »Depression – Was ist das?«	15
Psychoedukation: Einführung in das Depressionsmodell nach Martell et al. (2010)	Flipchart, Stifte Arbeitsblatt 1.4: »Depressionsmodell«	25
Einführung von Stimmungsprotokollen	Flipchart, Stifte Arbeitsblatt 1.5: »Stimmungsprotokoll«	10
Hausaufgaben und Verabschiedung		5

Begrüßung

Der Therapeut eröffnet die erste Sitzung offen und empathisch und legt damit einen ersten Grundstein für eine gute therapeutische Allianz. Die ersten Begegnungen mit dem Patienten sind eine gute Möglichkeit, um seine Entscheidung, »aktiv« etwas gegen seine Depression zu unternehmen, wertzuschätzen und ihn in dieser Entscheidung zu bestärken. Weiterhin sollte der Therapeut den Eindruck vermitteln, dass er mit dem Behandlungsansatz vertraut ist und große Zuversicht in den Behandlungserfolg hat. Das (empirisch gut belegte) Prinzip der Gefühlsansteckung darf und soll durchaus genutzt werden! Dies ist allerdings gerade bei depressiven Patienten nicht selbstverständlich. Bereits in den ersten Minuten der Behandlung kann es nach unseren Erfahrungen gut sein, dass depressive Patienten mit ihrer mangelnden Zuversicht, ihren Zweifeln und ihrem Negativismus die Interventionssicherheit des Therapeuten »testen«. Ohne Empathie kann es dann nicht weitergehen: Gerade wenn der Therapeut »merkt«, dass Zweifel und Unsicherheit akut sind, diese anerkennt und trotzdem von den Chancen der Verhaltensaktivierung überzeugt bleibt, stiftet er Vertrauen in die eigene Kompetenz und den Behandlungserfolg.

Zunächst werden (ggf. mit Arbeitsblatt 1.1) die Themen der einzelnen Sitzungen vorgestellt und der grobe Ablaufplan erläutert; das heißt, am Anfang jeder Sitzung werden die Hausaufgaben besprochen, danach neue Inhalte Erlernte und zum Schluss weitere Hausaufgaben für die kommende Zeit geplant. Der Therapeut informiert den Patienten über Sitzungsdauer, Sitzungsbeginn und ggf. über die entsprechenden Räumlichkeiten.

Ausfüllen der Verlaufsfragebögen

Der Patient wird mit dem Sinn und Zweck der Fragebögen zur Verlaufskontrolle vertraut gemacht. Es empfiehlt sich, in wenigen Sätzen zu erklären, dass der Therapeut mithilfe der Fragebögen einen genauen Überblick darüber erhält, wie sich die depressive Symptomatik und das Aktivitätsniveau über den Verlauf der Sitzungen entwickeln. Außerdem wird dem Patienten mitgeteilt, dass er in späteren Sitzungen eine grafische Rückmeldung über seinen persönlichen Therapieverlauf anhand der Fragebögen erhält und damit beurteilen kann, wo er steht. Diese kurzen Rückmeldungen sollen vor allem dazu dienen, mit dem Patienten über den bisherigen Verlauf der Therapie zu resümieren und gegebenenfalls Adjustierungen in der Aktivitätenplanung vorzunehmen. Im Anschluss soll dem Patienten ausreichend Zeit gegeben werden, um beide Fragebögen auszufüllen. An dieser Stelle ist es besonders nützlich, ihn direkt aufzufordern, Fragen zu einzelnen Items zu stellen, um Unklarheiten aus dem Weg zu räumen und einer dadurch verursachten Nichtbeantwortung einzelner Items entgegenzuwirken. Die Fragebögen verbleiben stets beim Therapeuten, der schon während der Sitzungen die Fragebögen hinsichtlich eventuell vorliegender Suizidalität prüft. Bei Unsicherheiten bezüglich eventuell vorliegender Suizidalität sollte unbedingt ein Krisengespräch mit dem Patienten geführt werden.

> **!** Das Ausfüllen der Fragebögen wirkt in vielen Fällen auch als Intervention! Es macht deutlich, dass eine kurzfristige Absenkung der Symptome möglich und durch eigenes Verhalten realistisch erreichbar ist; umgekehrt, dass ein bloßes Erleiden der Depression und ein Ausharren keine sinnvolle Bewältigungsstrategie darstellen. Ein Patient äußerte einmal, er habe während der Woche deshalb so viele selbst gewählte Aktivitäten umgesetzt, weil er nicht auf »den schlechten Punktwerten hängen bleiben« wolle.

Hinweis: Im weiteren Verlauf der Sitzungen werden die Fragebögen regelmäßig vor der Therapiestunde ausgefüllt. Für die meisten Patienten ist es unproblematisch, ca. 10 Minuten vor Sitzungsbeginn zu erscheinen, damit die das Ausfüllen der Bögen nicht in der eigentlichen Therapiezeit erfolgen muss.

Psychoedukation: Symptome und Diagnosekriterien der Depression

Ziel dieses psychoedukativen Teils ist es, den Patienten zum Experten seiner eigenen Erkrankung zu machen. Der Patient soll anhand der diagnostischen Kriterien einer depressiven Episode nachvollziehen können, wann Ärzte, Psychiater und Psychotherapeuten von der Diagnose Depression sprechen. Zunächst aber soll der Patient alle ihm bekannten Depressionssymptome aufzählen, die er bei sich, vielleicht aber auch schon bei anderen kennengelernt hat. Es gibt dabei keine richtigen oder falschen Angaben, zunächst wird alles gesammelt, was der Patient berichtet. Hierbei bietet sich auch eine Strukturierung am Flipchart an, beispielsweise eine Untergliederung depressiver Symptome auf die Bereiche Körper, Gedanken, Gefühle und Verhalten. Anschließend sollte Arbeitsblatt 1.1 ausgegeben und gemeinsam besprochen werden. Hierbei sollen Übereinstimmung zwischen den erarbeiteten und den vorgegebenen Symptomen hervorgehoben werden, aber auch auf Bereiche eingegangen werden, die bisher keine Erwähnung fanden (häufig Sexualität und Suizidgedanken). Auf die berichteten Symptome sollte der Therapeut einfühlsam eingehen und den Mut des Patienten bestärken, sich zu öffnen und mit dem als sehr unangenehm erlebten Problem der Depression zu beschäftigen.

> **!** Bestehende Fehlannahmen oder Mythen über Depression sollten erfragt werden.

Psychoedukation: Einführung in das Depressionsmodell nach Martell et al. (2010)
Anhand des Depressionsmodells von Lewinsohn et al. (1974) und Martell et al. (2010) soll der Patient ein Gefühl dafür bekommen, was seine depressive Symptomatik verursacht haben könnte bzw. welche Faktoren dazu beitragen, dass die Symptomatik aufrechterhalten bleibt. Die Ableitung des Behandlungsrationals der Verhaltensaktivierung aus dem Depressionsmodell sollte zum Ende der Sitzung in den Grundzügen nachvollziehbar sein. Es bietet sich an, das Depressionsmodell auf einem Flipchart Blatt vorzubereiten oder dieses sukzessive anzuzeichnen (s. Abb. 4.2) und dem Patienten darüber hinaus als Arbeitsblatt (AB 1.4) zur Verfügung zu stellen. Um das Modell möglichst anschaulich zu erklären, ist es ratsam, es anhand eines Beispiels Schritt für Schritt zu erläutern. Das Modell kann aber auch zuerst allgemein erklärt werden und dann an einem Beispiel des Patienten durchgesprochen werden. Er sollte die Chance haben, sich im Depressionsmodell wiederzufinden und wird aktiv in die Erarbeitung des Modells einbezogen. Dies kann zum Beispiel anhand der Fragen: »Welche belohnenden Elemente sind für Sie weggefallen?« oder »Wie haben Sie reagiert?« geschehen. Nachdem das Modell ausreichend erläutert wurde, trägt der Patient sein eigenes Beispiel auf Arbeitsblatt 1.2 ein. Im Folgenden soll das Depressionsmodell nach Martell et al. (2010) zunächst allgemein vorgestellt werden sowie anhand zweier Fallbeispiele abgeleitet werden.

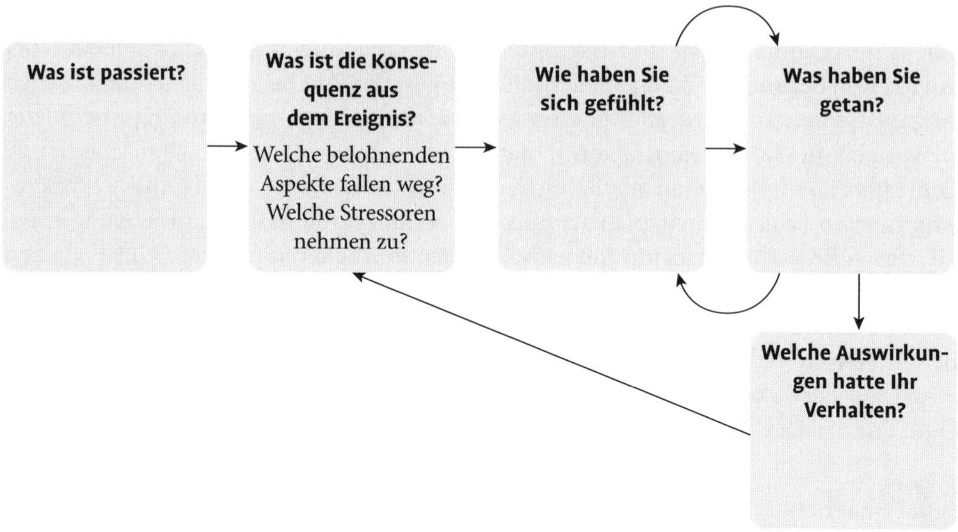

Abbildung 4.2 Depressionsmodell nach Martell et al. (2010)

(1) **Was ist passiert?** Einschneidende Lebensereignisse, veränderte oder ungünstige Lebensumstände oder Stress- und Belastungssituationen, die sich über einen längeren Zeitraum erstrecken, können als auslösende Ereignisse einer depressiven Symptomatik betrachtet werden. Hierzu zählen unter anderem der Verlust naher Angehöriger, Lebenspartner oder Freunde, Trennungen, Scheidungen, der Verlust des Arbeitsplatzes, schwere und/oder chronische Erkrankungen, finanzielle Schwierigkeiten, die Geburt eines Kindes, die Pflege älterer Angehöriger, unglückliche Partnerschaften, eine sehr hohe Arbeitsbelastung, Mobbing, ein stressreicher Lebensalltag sowie die Anhäufung alltäglicher Ärgernisse. Der Patient soll an dieser Stelle lernen, dass die Auslöser einer Depression sehr vielfältig sein können, angefangen bei sehr einschneidenden und belastenden Lebenserfahrungen, bis hin zu hoher Arbeitsbelastung und täglichen Ärgernissen.
Hinweis: An dieser Stelle sollte unbedingt auch darauf eingegangen werden, dass es nicht bei jeder Depression einen konkreten Auslöser gibt, sondern, dass Depressionen auch sehr schleichend oder scheinbar plötzlich und ohne jeglichen inneren oder äußeren Anlass entstehen können. Falls dies auf den Patienten zutrifft, sollte er an dieser Stelle beruhigt werden, dass dies vorkommen kann. Mitunter kann es auch einer längeren Suche bedürfen, um einen oder mehrere potenzielle Auslöser zu eruieren. Nichtsdestotrotz kann natürlich auch eine Depression ohne expliziten Auslöser genauso gut behandelt werden.

(2) **Was ist die Konsequenz aus diesem Ereignis? Welche belohnenden Aspekte fallen weg? Welche Stressoren nehmen zu?** Oben beschriebene Ereignisse haben zumeist einen starken Einfluss auf den Lebenskontext der Betroffenen. Für die Entstehung und Aufrechterhaltung von Depressionen ist besonders ein veränderter Zugang zu positiven und belohnenden Ereignissen/Erlebnissen oder selbstwertförderlichen

Kompetenzerfahrungen von Bedeutung. Des Weiteren spielt auch die Zunahme interner und/oder externer Stressoren eine bedeutende Rolle. Die Teilnehmer sollen dazu angeregt werden, darüber nachzudenken, was sich in ihrem Leben verändert hat, also welche positiven Dinge weggefallen und welche stressreichen Aspekte hinzugekommen sind.
Hinweis: Da der Begriff »Stressor« nicht unbedingt allen Teilnehmern geläufig ist, sollte dieser in einfacher, beschreibender Weise erklärt werden. Zum Beispiel in der Art, dass Stressoren innere oder äußere Ereignisse oder Reize sind, die in den Betroffenen eine Stress- oder Anspannungsreaktion hervorrufen.

(3) **Wie haben Sie sich gefühlt?** Veränderte Lebensumstände gehen häufig mit einer Abnahme positiver Erlebnisse und einer Zunahme des subjektiven Belastungsempfindens einher. Hinzu kommen auch objektiv stressreichere Ereignisse, welche in ihrem Zusammenspiel die Gefühlswelt der Betroffenen maßgeblich beeinträchtigen. Gefühle, die hierbei besonders häufig genannt werden, sind Traurigkeit, Niedergeschlagenheit, Freudlosigkeit, Einsamkeit, Hoffnungslosigkeit, das Gefühl mit allem überfordert zu sein, das Gefühl eigener Wertlosigkeit, das Gefühl, keinen Ausweg mehr zu sehen, Interessenlosigkeit und Mutlosigkeit.
Hinweis: An dieser Stelle ist es besonders wichtig, einfühlsam und validierend auf die von den Teilnehmern erlebten Gefühle einzugehen und diese als sehr verständliche und nachvollziehbare Reaktionen auf deren veränderte Lebenswelt anzuerkennen. Es gibt keine Gefühle, die nicht gefühlt werden dürfen und jedes Gefühl hat zunächst seine Berechtigung.

(4) **Was haben Sie getan?** Die Reaktionen auf veränderte Lebensumstände und der damit einhergehenden depressiven Gefühle können sehr vielfältig sein. Eine besonders häufige Konsequenz besteht in depressivem Rückzugs- und Vermeidungsverhalten. Hierzu gehören unter anderem der Rückzug von sozialen und gesellschaftlichen Anlässen sowie das Vermeiden von Anforderungen und Pflichten diverser Art. Auf der anderen Seite nehmen Verhaltensweisen wie Schlafen, Fernsehen, Computerspielen, Grübeln und Inaktivität zu, teilweise bis hin zu einer Vernachlässigung grundlegender Bedürfnisse. Einen besonderen Fall stellen hier belastungsbedingte oder sogenannte Erschöpfungsdepressionen dar (häufig durch die Patienten auch als »Burn-out" bezeichnet). In einigen unserer Therapiegruppen stellt diese Patientengruppe sogar die Mehrheit dar. Patienten, die im Alltag weiter funktionieren, die »weitermachen wie bisher« oder sogar noch mehr machen (und Regenerationszeiten vernachlässigen). Bereits an dieser Stelle kann es wichtig sein den Teilnehmern anzudeuten, dass es bei der Verhaltensaktivierung keineswegs um ein bloßes »Mehr des Gleichen/Mehr an Aktivitäten« geht. Patienten, die etwa sagen: »Ich mache doch schon jetzt so viel ich kann!«, gilt es zu vermitteln: Es geht um die Aktivierung von Verhalten mit »Verstärkungswert«. Im Austausch mit den Patienten sollte dieser Fachterminus jedoch vermieden werden, es reicht zu sagen: Das Ziel ist es, Tag für Tag mehr Dinge zu tun, die Freude bereiten oder erfüllend und sinnvoll erscheinen. Freude ist dabei im weitesten Sinne zu verstehen. »Stille« Formen wie etwa das Gefühl von Aus-

geglichenheit zählen ebenso. Wenn sonst »bewährte« Ausgleichsaktivitäten seit einiger Zeit in genau diesem Sinne keine Freude mehr bereiten oder schlichtweg unterlassen wurden, so wird es darum gehen, die »Dosis« und die Randbedingungen zu verändern – oder etwas Neues auszuprobieren. Auf diesem Weg sollten sich auch diejenigen Teilnehmer vom Modell angesprochen fühlen, deren Bewältigungsmuster für ihre Depression vordergründig *nicht* in Vermeidung und Inaktivität besteht und die möglicherweise betonen, wie sehr sie sich schon »zusammennehmen«, um nicht noch mehr in die Depression »zu rutschen«. Überengagement, das Gefühl in einer Tretmühle zu stecken, etc. können aber sehr wohl Formen der Vermeidung von negativen Emotionen sein. Gemäß der Logik der Programms gehen die Kursleiter auf diese motivationale Ebene, wenn überhaupt, nur sehr kurz ein, anstatt dessen zeigen sie Möglichkeiten zur Aktivierung *alternativen* Verhaltens auf, wie zum Beispiel die Herstellung von sinnvollen Ruhe- und Pausenzeiten, regenerativen oder erholsamen Tätigkeiten und das Zurückgewinnen der Entspannungsfähigkeit.
Patienten mit einer schweren Form der Depression äußern hier häufig, dass es keine Aktivität gebe, die ihnen Spaß macht. Abgesehen davon, dass die Aktivitäten- und Stimmungsprotokolle dabei helfen, solche pauschalierenden negativistischen Äußerungen (die oft einen retrospective recall bias zurückgehen) zu überprüfen, kann man mit dem Patienten in diesem Fall erarbeiten, welche Tätigkeiten es gibt, bei denen ihre Stimmung nicht ganz so schlecht ist wie in der restlichen Zeit des Tages: *Weniger schlechte Stimmung* kann auch ein Grund sein, etwas zu tun! Wichtig ist dabei, zu betonen, dass auch kleine Schritte zu einer großen Veränderung führen können und kleinste Verbesserungen schon einen Erfolg bedeuten.
Eine durch die Depression häufig zu beobachtende Veränderung, die die meisten Patienten erleben, ist eine Verschiebung des Aufmerksamkeitsfokus von *außen* nach *innen*. Diese Fokusverschiebung nach innen ist gekennzeichnet durch exzessives Grübeln, anstatt sich auf die vorliegende Situation einzulassen. Eine solche innere Situation erschwert es den Betroffenen zusätzlich, Freude und echte Teilhabe in ihrem Alltag zu erleben. Auch Grübeln sollte demzufolge als problematisches Verhalten in die Konzeptualisierung des Modells aufgenommen werden.
Hinweis: Auch an dieser Stelle ist es von großer Bedeutsamkeit, Rückzugs- und Vermeidungstendenzen sowie die Tendenz sich übermäßig zu verausgaben, als natürliche und nachvollziehbare Reaktion auf die Lebensumstände der Teilnehmer darzustellen und diese als solche zu validieren. Bis hier ist auch noch nicht von einer Depression zu sprechen, sondern von einer nachvollziehbaren Anpassungsreaktion an veränderte Lebensumstände.

(5) **Welche Auswirkungen hatte Ihr Verhalten?** Ein äußerer oder innerer Rückzug aus dem Leben und die damit verbundene Vernachlässigung positiver und notwendiger Aktivitäten und Routinen führen unumgänglich zu einer weiteren Verschlechterung der Lebenssituation und Lebensqualität der Betroffenen. Die dadurch entstehenden *sekundären* Lebensprobleme (siehe Kasten) sind vielfältig

und halten den Teufelskreislauf aus ungünstigen Lebensumständen, depressiven Gefühlen und Rückzug/Vermeidung aufrecht.
Hinweis: Es sollte für die Teilnehmer deutlich werden, dass ihre zunächst leicht nachvollziehbaren Bewältigungsversuche und Reaktionen auf ihre Lebensumstände langfristig dazu beitragen, dass ihre Depression aufrechterhalten wird. Dazu ist es nützlich, den Zusammenhang zwischen Rückzugs- und Vermeidungsverhalten und einer damit verbundenen weiteren Abnahme positiver oder belohnender Ereignisse bzw. der Zunahme von Stressoren und der sich dadurch weiter verschlechternden Stimmung herauszuarbeiten.

Die Wahrscheinlichkeit positiver zwischenmenschlicher Erfahrungen sinkt durch die Isolationstendenzen der Betroffenen oder durch deren inneren Rückzug in sozialen Situationen, die dann als weniger anregend und freudvoll erlebt werden. Dies kann dazu führen, dass soziale Situationen von den Betroffenen als sehr unangenehm und belastend empfunden und schließlich komplett gemieden werden. Auch die Vernachlässigung notwendiger Routinen, wie zum Beispiel das pünktliche Erscheinen bei der Arbeit, kann folgenschwere Konsequenzen haben. Die betroffene Person wird nicht nur damit beginnen, ihre eigene Kompetenz infrage zu stellen oder den Druck auf sich selbst zu erhöhen, sondern riskiert auch den Verlust ihres Arbeitsplatzes. Im Falle eines Arbeitsplatzverlustes wird dann nicht nur der Raum für positive zwischenmenschliche Erfahrungen weiter eingeschränkt, sondern auch die Möglichkeiten des Kompetenzerlebens. Ein strukturloser Tagesablauf gepaart mit motivationalen Defiziten und einer Fülle negativer Gefühle begünstigt des Weiteren die Verschärfung einer bereits vorliegenden Symptomatik. Zusätzlich können begrenzte finanzielle Mittel den Zugang zu positiven Erlebnissen wie Freizeitaktivitäten oder Hobbys erschweren.

Fallbeispiel

Herr G.
Der 66-jährige Herr G. stellte sich auf Anraten des Sozialpsychiatrischen Dienstes in unserer Ambulanz vor. Im Aufnahmegespräch klagte er über anhaltende Freudlosigkeit, Lethargie, Hoffnungslosigkeit, Energieverlust sowie starke Müdigkeit am Tag. Auch berichtete er, große Schwierigkeiten bei der Bewältigung seines Alltags, insbesondere der Haushaltsführung, zu haben. Die meiste Zeit des Tages verbringe Herr G. mit schlafen, nur so halte er seinen Zustand aus. Die beschriebene depressive Symptomatik bestünde seit ca. sieben Jahren und habe schleichend begonnen. Als auslösend betrachte Herr G. seine Langzeitarbeitslosigkeit (zwölf Jahre, seit eineinhalb Jahren berentet). Mit der Zeit habe er realisiert, dass er trotz großer Bemühungen (eigenständige Weiterbildungen, Initiativbewerbungen) keine Chancen auf dem Arbeitsmarkt habe. Er sei sehr frustriert darüber, dass er »über zahlreiches Wissen verfüge, das niemand abruft«. Herr G. berichtete von passiven Suizidgedanken und bezeichnete sein Leben als eine »Wartehalle auf den Tod«. Aufgrund finanzieller Einschränkungen habe er viele seiner Interessen aufgeben müssen und sich aus seinem sozialen Umfeld zurückgezogen.

Das für Herrn G. abgeleitete Depressionsmodell (Abb. 4.3) steht exemplarisch für alle Teilnehmer, deren Bewältigungsverhalten v. a. in Rückzugs- und Vermeidungsverhaltensweisen besteht. Aus dem abgeleiteten Modell lassen sich bereits erste verhaltensaktivierende Maßnahmen ableiten. Hierzu zählen unter anderem der Aufbau eines strukturierten Tagesablaufs, die schrittweise Wiederaufnahme häuslicher Pflichten, vernachlässigter sozialer Kontakte und Freizeitgestaltungsmöglichkeiten sowie der Abbau des exzessiven Schlafens am Tag.

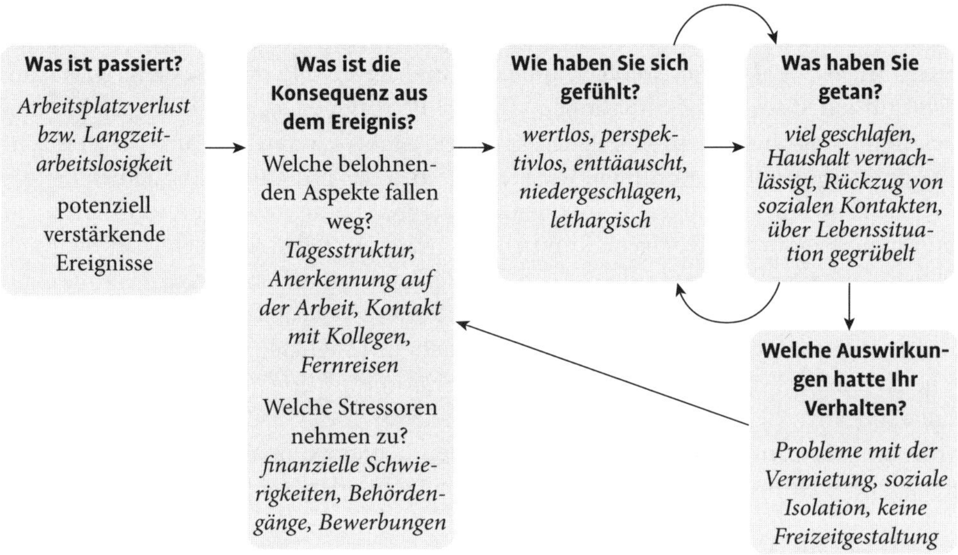

Abbildung 4.3 Depressionsmodell für Fallbeispiel Herr G.

Fallbeispiel

Frau R.

Die 34-jährige Frau R. (Sachbearbeiterin) stellt sich auf Anraten ihres Hausarztes in unserer Ambulanz vor. Im Aufnahmegespräch klagt sie über schwere Schlafstörungen, Antriebslosigkeit, Phasen von starker Niedergeschlagenheit, Entspannungsunfähigkeit sowie Anspannungsschmerzen im Nacken- und Kopfbereich. Des Weiteren berichtet Frau R. von einer exzessiven Grübelneigung und Konzentrationsproblemen, welche ihre Arbeitsleistung stark beeinträchtigten. Begonnen habe ihre Depression vor ca. zehn Monaten. Zu diesem Zeitpunkt habe Frau R. sich zusätzlich zu Beruf und Familie sehr intensiv um ihren kranken Vater (mittlerweile verstorben) gekümmert. Obwohl sie immer für ihren Vater da gewesen sei, berichtet Frau G., dass sie sich häufig Vorwürfe mache, nicht genug für ihren Vater getan zu haben. Starke Schuldgefühle erlebe sie auch im Hinblick auf ihre

Kinder, für die sie nicht genügend Zeit und Muße habe. In den letzten Monaten habe Frau R. ihre eigenen Bedürfnisse sehr vernachlässigt, sie habe sich von Freunden zurückgezogen und sei gefühlt in »ihrem Wesen verändert«, im Sinne eines Verlusts von Optimismus und Selbstvertrauen. Als Therapieziel nennt Frau R., wieder voll leistungsfähig werden zu wollen.

Das für Frau R. abgeleitete Depressionsmodell in Abbildung 4.4 kann exemplarisch für all jene Patienten stehen, die zur Depressionsbewältigung ein überaktives Verhalten zeigen, bis hin zur Selbstaufgabe und massiver Erschöpfung. Anhand des Depressionsmodells von Frau R. lassen sich bereits Annahmen über mögliche antidepressive/verhaltensaktivierende Maßnahmen ableiten. Hierzu zählen beispielsweise, die Re-Etablierung einer angemessenen Schlafdauer und körperlicher Selbstfürsorge, das Finden einer Balance zwischen Pflichten und Freizeit sowie die Gewichtung von Aufgaben nach deren Wichtigkeit.

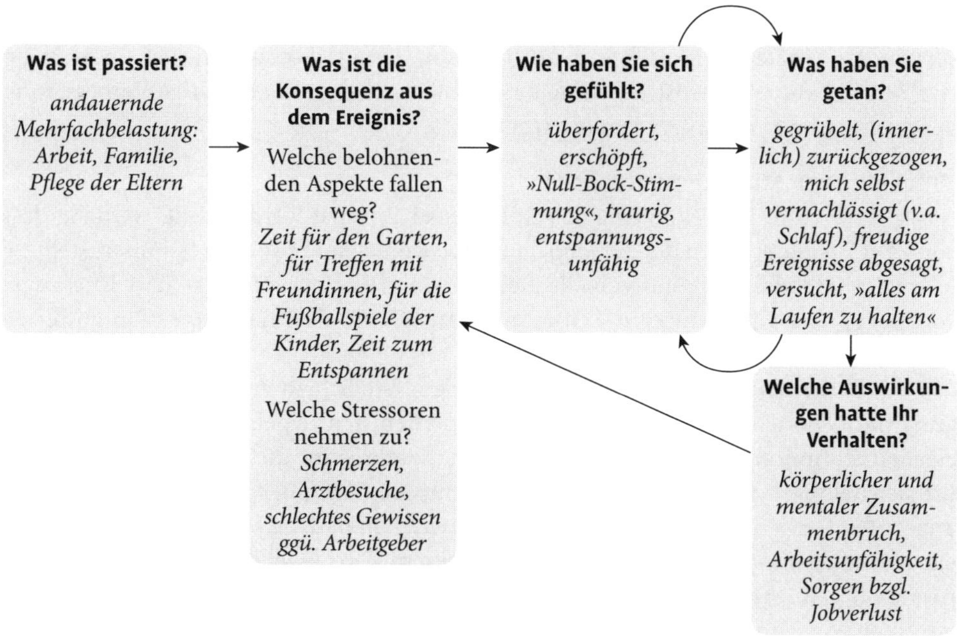

Abbildung 4.4 Depressionsmodell Fallbeispiel Frau R.

! Sowohl Über- als auch Unterforderung können zu Depression führen!

Hinweis. Es kommt vor, dass Patienten Fragen bzgl. der biologischen oder biografischen Entstehung von Depression äußern. Hierauf sollte kurz in dem Sinne eingegangen werden, dass verschiedene Modelle zur Entstehung von depressiven Erkrankungen existieren und diese auch ihre Berechtigung haben. Das Vorhandensein einer ätiologisch relevanten familiären Vulnerabilität, wie sie in der Mehrzahl der Fälle leicht zu eruieren ist, ist mit der Idee der Verhaltensaktivierung gut vereinbar. Das Wissen um die Existenz eines genetischen Vulnerabilitätsfaktors kann ggf. Schuld- und persönliche Insuffizienzgefühle abmildern, denn diese Disposition steht außerhalb der Verantwortung des Einzelnen. Gleichzeitig sollten die Therapeuten aber herausarbeiten, dass das Vorhandensein eines solchen Vulnerabilitätsfaktors eher die Verantwortung für das eigene gesundheitsprotektive Verhalten erhöhen sollte: Gerade beim Vorhandensein einer Vulnerabilität ist es wichtig, die eigenen Risiken in dem zur Verfügung stehenden Rahmen zu beeinflussen. Als Vergleich können hierfür zum Beispiel tendenziell erbliche chronische Erkrankungen (wie Diabetes Typ 1) herangezogen werden, deren Auftreten so gut wie gar nicht verhindert werden kann, deren Verlauf aber ebenso vollständig vom Verhalten des von der Krankheit betroffenen Individuums abhängt. Unter Rückgriff auf die aktivitätsorientierte Ausrichtung der Therapie kann zudem erklärt werden, dass der verwendete Ansatz von Martell et al. (2010) besonders gut dazu geeignet ist, unabhängig von den individuellen Auslösebedingungen eine rasche und nachhaltige Verbesserung der depressiven Symptomatik zu erreichen.

Einführung von Stimmungsprotokollen

Ausgehend vom Depressionsmodell sollte noch einmal verdeutlicht werden, dass zunächst Veränderungen der persönlichen Lebensumstände zur Depressionsentstehung beitragen und dass erst individuelle Reaktionen z. B. Vermeidungs- und Rückzugsverhalten (über einen längeren Zeitraum) dazu führen, dass die Depression aufrechterhalten wird.

Dem Patienten wird nun vermittelt, dass der erste Schritt zur Depressionsbewältigung darin besteht, den Zusammenhang zwischen dem eigenen Verhalten und der eigenen Stimmung genau zu erkunden und in diesem Sinne die Gültigkeit des Modells für sich selbst zu prüfen. An dieser Stelle kann die Metapher eines Wissenschaftlers angeboten werden, der den Zusammenhang zwischen dem eigenen Verhalten und der eigenen Stimmung akribisch erforscht. Zu diesem Zweck wird nun das Stimmungsprotokoll (AB 1.5) eingeführt. Zur besseren Verständlichkeit der Aufgabe bietet es sich an, einen Ausschnitt des Stimmungsprotokolls auf einem Flipchart anzuzeichnen und an einem Beispiel zu erklären, was eingetragen werden soll.

Für die Spalte Aktivität ist es zumeist ausreichend, eine Aktivität durch wenige Worte oder selbst gewählte Abkürzungen zu beschreiben. Hierbei ist es jedoch notwendig, eine Aktivität nicht nur kurz, sondern auch möglichst aussagekräftig zu beschreiben. Ein achtstündiger Arbeitstag sollte also nicht als Block »Arbeit« eingetragen werden, sondern möglichst durch konkrete Aktivitäten beschrieben werden (z. B. Mails, Besprechung, Mittagspause). Dem Patienten sollte außerdem erklärt werden, dass auch Grübeln oder andere interne Vorgänge im Protokoll als Aktivität eingetragen werden sollen. Hier kann zur Erklärung die Aufgabe gestellt werden, für einen bestimmten Zeitpunkt zu hinterfragen, ob die eigene Aufmerksamkeit tatsächlich auf der augenscheinlichen Tätigkeit oder eher auf Grübelprozessen lag (z. B. beim Fernschauen, Spazieren etc.).

Für die Protokollierung der Stimmung ist es besonders wichtig, auch sehr kleine Schwankungen zu protokollieren. Dazu wird den Teilnehmern eine Skala von 1 – 10 (1 = sehr schlechte Stimmung bis 10 = sehr gute Stimmung) angeboten. Des Weiteren sollten die Teilnehmer dazu angeregt werden, auch konkrete Gefühle (falls diese benennbar sind) in die Spalte Stimmung einzutragen. In diesem Fall steht der Skalenanker 1 für ein kaum spürbares Gefühl und der Skalenanker 10 für ein extrem intensives Gefühlsempfinden.

Ein weiterer sehr bedeutsamer Aspekt der Stimmungs- und Aktivitätsprotokollierung besteht in einer möglichst zeitnahen, am besten stündlichen Protokollierung durchgeführter Aktivitäten und der dabei empfundenen Stimmung. Dabei kann zum einen mit dem Argument des Vergessens einzelner Aktivitäten gearbeitet werden und zum anderen mit dem Argument der emotionalen Verzerrung, die beispielsweise durch eine besonders gute oder schlechte Stimmung zum Zeitpunkt des »verspäteten« Protokollierens vorherrscht.

Hinweis: Hat der Patient Einwände gegen das stündliche Protokollieren, zum Beispiel aus Zeitgründen oder wegen anderer Hindernisse, so sollte darauf verständnisvoll eingegangen werden. Falls er befürchtet, dass andere Personen das Ausfüllen der Stimmungsprotokolle ungewollt mitbekommen könnten, können folgende Anregungen gegeben werden: Die Protokollierung von Uhrzeit, Stimmung und Aktivität kann auf einem kleinen Zettel oder im Handy vorgenommen werden und später in das Protokoll übertragen werden. Außerdem kann das Protokoll dem Patienten in digitaler Form zugesandt und im E-Mail Programm ausgefüllt werden oder gedruckt so abgewandelt werden, dass es als therapeutisches Hilfsmittel nicht mehr erkennbar ist.

Vergabe der Hausaufgaben und Verabschiedung

Dem Patienten sollte verständlich vermittelt werden, dass Hausaufgaben ein unverzichtbarer Bestandteil der Therapie sind. Die größten Veränderungen und Fortschritte in der Behandlung finden meist zwischen den einzelnen Sitzungen statt und sind eng mit dem Engagement des Patienten verknüpft.

Warum möglichst stündliche Einträge?

Jeder kennt die Bedeutung von Erinnerungseffekten. Ein Urlaub mit viel Reisestress wird von schönen Erlebnissen überstrahlt, eine an sich schöne Schulzeit wird bei dem Gedanken an das nicht bestandene Abitur als schwieriger wahrgenommen, als sie es in Wirklichkeit war. Man kann Patienten fragen, ob sie selbst solche Effekte kennen und um Beispiele bitten. Füllt man Stimmungsprotokolle erst am Ende eines Tages aus, so werden Erinnerungseffekte die wahren, oft subtilen Zusammenhänge zwischen Aktivitäten und Stimmungen verzerren.

Hausaufgabe ist, die Stimmung und Aktivitäten bis zur nächsten Sitzung täglich mithilfe des Stimmungsprotokolls zu dokumentieren. Die Protokolle sind deswegen von so großer Bedeutung, weil hier der Zusammenhang zwischen Aktivitäten und Stimmung »schwarz auf weiß« für den Patienten zu erkennen ist. Außerdem lernt er, wie sich seine Stimmung im Tagesverlauf und über die ganze Woche hinweg verändert, kann dadurch Muster erkennen und ableiten, welche Aktivitäten ihm gut tun und welche Ereignisse seine Stimmung verschlechtern. Er soll ebenfalls erfahren, dass den Protokollen ein großer Teil aller Sitzungen gewidmet ist, von dem er individuell profitieren kann.

Als weitere Hausaufgabe wird der Patient dazu angehalten, sich noch einmal mit seinem individuellen Depressionsmodell auseinander zu setzten und dieses zu vervollständigen und ggf. anfallende Fragen in die nächste Stunde einzubringen.

Zum Schluss erkundigt sich der Therapeut, ob die gestellten Hausaufgaben verständlich sind, und klärt ggf. bestehende Fragen. Daraufhin erfolgt die Verabschiedung.

Fehler und Fallen. Unabhängig davon, ob die Sitzung als Einzel- oder Gruppensitzung durchgeführt wird, könnten einige Patienten nach der ersten, recht strukturierten Sitzung enttäuscht sein. Der Therapeut redet recht viel, ordnet die Sitzung stark und die ursprünglichen Erwartungen an die Sitzung wurden vielleicht nicht erfüllt.

Zwei typische, hier kritische Erwartungen und der Umgang damit sollen im Folgenden angesprochen werden:

(a) Patienten erwarten von der Therapie die Möglichkeit, sich frei von größeren Zeitnöten ihre Sorgen und Probleme von der Seele zu reden. Zwar immunisieren sich die Therapeuten von Anfang an, bei der Vermittlung der Grundannahmen des Modells und der daraus abzuleitenden Interventionen, gegen diese Erwartung. Trotzdem kann dieser Wunsch weiter bestehen. Er ist verständlich und sinnvoll. Um diesem Wunsch konstruktiv zu begegnen, könnte der Therapeut wie folgt antworten: Die Therapie soll dazu dienen, den Patienten in die Lage zu versetzen, was immer er anstrebt, selbstständig aktiv zu verfolgen. Zum Beispiel kann es eine im Rahmen der Aktivitätenplanung sehr sinnvolle Zielsetzung sein, den Kontakt zu einem Freund/einer Freundin oder einem Familienmitglied zu suchen und diesen zu nutzen, um sich hinsichtlich gravierender Probleme zu öffnen und zu entlasten. Die Therapie hilft also dabei, über die Therapie hinaus Möglichkeiten zu schaffen und beugt einer »Abhängigkeit« von der Therapie von Anfang an vor.

(b) Patienten erwarten, dass die Problemvorgeschichte und der biografische Hintergrund systematisch aufgearbeitet werden. Auch dies ist ein verständlicher Wunsch. Sofern er aber darauf bezogen ist, durch die mit der Aufarbeitung bezogenen Klärungen eine Entlastung von oder Heilung der Depression zu erreichen, so sollte klar kommuniziert werden, dass der Verhaltenstherapeut hier anders denkt. Um diesem Wunsch dennoch konstruktiv zu begegnen, könnte der Therapeut wie folgt antworten: »Wenn die Verhaltensaktivierung funktioniert, wie wir uns das wünschen, kann es sein, dass die Vergangenheit Sie viel weniger interessiert, als vorher und Sie sich viel stärker mit dem Heute und Ihren aktuellen Zielen und Wünschen beschäftigen. Wäre das nicht heilsam?«

4.1.3 Besonderheiten im Gruppensetting

Das Gruppensetting folgt meist dem Prinzip der »Einzeltherapie in der Gruppe« (vgl. Fiedler, 2005). In dieser Sitzung erhalten die Teilnehmer zunächst einen Überblick über die Inhalte. Hier ist besonders wichtig, dass die Teilnehmer sich wohlfühlen und sowohl untereinander als auch zu den Kursleitern eine gute Beziehung aufbauen können.

Einführung der Gruppengrundsätze

Die Therapeuten führen das Prinzip der gegenseitigen Schweigepflicht ein und erläutern deren Bedeutung für eine vertrauensvolle und produktive Arbeitsatmosphäre in der Gruppe. Die Teilnehmer werden dazu aufgefordert, eine entsprechende Schweigepflichtserklärung (AB 1.2) zu unterzeichnen. Auch die Gruppenleiter unterzeichnen diese Erklärung. Danach werden die Teilnehmer mit den weiteren Gruppengrundsätzen vertraut gemacht, welche auf dem bereits ausgegebenen Arbeitsblatt 1.1 festgehalten sind. Den Gruppenmitgliedern sollte verständlich erklärt werden, dass die aufgestellten Regeln ein erfolgreiches Arbeiten in der Gruppe ermöglichen sollen. Die Zustimmung der Gruppenmitglieder, sich den aufgestellten Grundsätzen zu verpflichten, sollte per Augenkontakt und »Nicken« eingeholt bzw. überprüft werden. Folgende Gruppengrundsätze haben sich auf der Grundlage unserer Erfahrung als nützlich herausgestellt:

(1) Die Schweigepflicht ist das oberste Gruppenprinzip: »Was in der Gruppe passiert, bleibt in der Gruppe und wird nicht nach außen gelangen.«

(2) Die Redebeiträge aller Gruppenteilnehmer werden aufmerksam verfolgt und beachtet. In der Gruppe herrscht Akzeptanz auch dann, wenn jemand einmal *nichts* sagen möchte.

(3) Fragen und Unklarheiten sollen jederzeit offen angesprochen werden. Alle Gruppenmitglieder profitieren von den Fragen anderer Teilnehmer.

(4) Die Gruppenmitglieder unterstützen sich untereinander, wenn möglich und erwünscht.

(5) Jeder spricht vor allem von *sich*. Es geht nicht um gesellschaftliche Zustände oder darum, andere Mitglieder der Gruppe zu »besprechen«.
Anmerkung: Mit dieser Regel soll vermieden werden, dass sich einzelne Teilnehmer in »Klagen und Beschwerden« über gesellschaftliche Zustände ereifern (z. B. aktuelle politische Debatten oder auch Ärgernisse mit Behörden). Hier empfiehlt es sich den entsprechenden Teilnehmer freundlich zum eigentlichen Thema zurückzuführen, mit dem Hinweis, dass innerhalb der Gruppe nur Dinge geklärt werden können, die auch im Bereich des »Veränderbaren für den Einzelnen« liegen. Ebenso soll vermieden werden, dass sich die Aufmerksamkeit der Gruppe allzu sehr auf einen Teilnehmer fokussiert. Dies gilt vor allem dann, wenn ersichtlich wird, dass der angesprochene Teilnehmer mit der Länge und Vielzahl von Rückmeldungen überfordert ist oder sich einzelne Gruppenmitglieder sehr kritisch äußern.

(6) Probleme innerhalb der Gruppe haben Vorrang und müssen innerhalb der Gruppe geklärt werden. Erst dann ist eine wohlwollende Zusammenarbeit möglich.

Anmerkung: Diese Regel sollte für die Teilnehmer anhand eines Beispiels erläutert werden. Außerdem sollte diese Regel auch für Störungen außerhalb zwischenmenschlicher Spannungen angewandt werden, z. B. Raumtemperatur, Helligkeit etc.

Vorstellungsrunde

Diese Übung dient der Auflockerung und dem ersten gegenseitigen Kennenlernen in der Gruppe. Die einzelnen Gruppenmitglieder sollen miteinander vertraut werden und sich in der Gruppe wohlfühlen. Damit sich die Teilnehmer die Namen anderer Gruppenmitglieder leichter einprägen können, verteilen die Therapeuten Namensschilder, falls dies bis zum jetzigen Zeitpunkt noch nicht geschehen ist. Für die Teilnehmer hat es sich als hilfreich erwiesen, wenn sie nicht sich selbst vorstellen sollen, sondern ein fünfminütiges Kennenlerngespräch mit ihrem Sitznachbarn führen, um im Anschluss die jeweils andere Person vorzustellen. Dies umgeht die Schwierigkeit für manche Teilnehmer, vor einer fremden Gruppe von sich selbst erzählen zu müssen, was vor allem für sozial ängstliche Personen oft einen großen Angstfaktor darstellt. Darüber hinaus wird sofort von der ersten Sitzung an ein positiver Austausch zwischen den Gruppenteilnehmern gefördert. Der Erzählfokus geht ganz automatisch weg von Problemen und Symptomen zugunsten einer Wahrnehmung der ganzen Person als solche. Die Therapeuten dienen als Modell und eröffnen die Runde, indem sie sich gegenseitig vorstellen. Im Verlauf begleiten sie die Vorstellungsrunde aktiv zuhörend, stellen Gemeinsamkeiten zwischen den Teilnehmern fest und stellen gegebenenfalls Nachfragen.

Fehler und Fallen. Im Hinblick auf die Gruppentherapie gilt: In einer neuen Gruppe anzukommen und sich gegenseitig kennen zu lernen, ist nicht für alle Patienten einfach. Hier sollten die Therapeuten einen Blick darauf haben, dass die Gruppenregeln eingehalten werden – nicht nur in dieser Sitzung, sondern über das gesamte Programm – und dass jeder die Möglichkeit bekommt, sich auf freiwilliger Basis zu äußern. Die Gruppenregeln sollten dabei auch aktiv von den Therapeuten vorgelebt werden im Sinne einer unterstützenden, wertschätzenden Kommunikation und dem offenen, konstruktiven Ansprechen von Problemen. Patienten, denen es nicht leicht fällt, sich in der Gruppe zu öffnen, werden unterstützt, und wenn sich jemand nicht äußern möchte, wird dies respektiert.

Mitunter passiert es, dass Patienten sich in der Gruppe scheuen, über ihre Probleme und Themen zu sprechen, weil sie die Probleme der anderen Teilnehmer als gravierender wahrnehmen als ihre eigenen. Da sie dennoch einen Leidensdruck empfinden, fühlen sie sich unfähig und erfolglos. Die Therapeuten sollten dann betonen, dass jedes Problem die Berechtigung hat, angesprochen zu werden. Es geht nicht darum, zu bestimmen, welche Probleme wichtig sind und welche nicht, sondern jeder hat das Recht, sich gut zu fühlen und die Barrieren dahin aus dem Weg zu räumen. Wenn der Patient dies in der Gruppe nicht akzeptieren kann, kann ein Einzelgespräch helfen, die dahinterliegende Grundannahme zu hinterfragen.

4.2 Sitzung 2: Einführung in die Aktivitätenplanung

Motto: »Probieren geht über Studieren.«

4.2.1 Ziele der Sitzung

In der zweiten Sitzung geht es darum, dem Patienten aufbauend auf dem Modell der Depressionsentstehung von Martell et al. (2010) die steuernde Rolle von aktivem oder passivem Verhalten bei der Aufrechterhaltung von Depression zu verdeutlichen. Er soll in die Lage versetzt werden, sein eigenes Verhalten genauer zu analysieren und zu erkennen, welche Konsequenzen seinem Verhalten folgen. Ein Schwerpunkt der Sitzung liegt auf der Betonung der aktiven Rolle der Patienten bei der Bewältigung der Depression. Dem Patienten soll bewusst werden, dass er eigenverantwortlich Änderungen in seinem Befinden erreichen kann und dabei das nötige »Handwerkszeug« in der Therapie gestellt bekommt. Es wird vermittelt, was Werte und Ziele sind, und dass genau diejenigen Aktivitäten in der Therapie gestärkt werden können, die bisher am meisten vernachlässigt wurden. In dieser Sitzung werden erste Aktivitäten selbst geplant, die zuletzt zu kurz kamen. Hier ist es wichtig, »übereifrige« Patienten zu bremsen und zurückhaltende Patienten zu ermutigen, einen ersten Schritt zu wagen.

4.2.2 Sitzungsinhalte

Tagesordnung

Tabelle 4.2 Tagesordnung

Kurselement	Materialien	Dauer (min)
Ausfüllen der Fragebögen	BDI-II, BADS-SF	
Begrüßung und Überblick über die Sitzung	* nur für Gruppensetting: ggf. Namensschilder Flipchart: Tagesordnung	5
Besprechen der Stimmungsprotokolle	Arbeitsblatt 1.5: »Stimmungsprotokoll«	30
Rückfragen zum Depressionsmodell	Flipchartaufzeichnung zum Depressionsmodell aus der letzten Sitzung	5
Psychoedukation: Das ABC-Modell	Arbeitsblatt 2.1: »Verhalten verstehen«	10
Psychoedukation: Die Depressionsspirale – Rückzugs- und Vermeidungsverhalten	Arbeitsblatt 2.2: »Depressionsspirale«	10

Tabelle 4.2 (Fortsetzung)

Kurselement	Materialien	Dauer (min)
Die Bedeutung von ziel- und werteorientiertem Verhalten	Arbeitsblatt 2.3: »Ziele und Werte« Arbeitsblatt 2.4: »Aktivitätsplanung«	15
Einführung von Aktivitätsplänen	Arbeitsblatt 1.5: »Stimmungsprotokoll«	20
Hausaufgaben und Verabschiedung	Arbeitsblatt 2.3 und Arbeitsblatt 1.1: »Leitfaden zur Auswertung der Aktivitätsprotokolle«	5

Begrüßung

Der Patient wird vom Therapeuten freundlich empfangen und begrüßt, um eine positive Arbeitsatmosphäre herzustellen. Im Anschluss stellt der Therapeut das Sitzungsthema und die einzelnen Inhalte vor. Ggf. kann die Tagesordnung auf einem Flipchart-Blatt vorbereitet werden. Sie dient lediglich der Strukturierung der Sitzung und gewährleistet, dass alle relevanten Themen auch besprochen und vermittelt werden können.

Besprechen der Hausaufgaben

Zunächst wird der Patient nach seiner Erfahrung mit der Protokollierung gefragt und danach, was ihm währenddessen aufgefallen ist. Die Zeit danach bietet Platz, die Erfahrungen des Patienten ausreichend zu besprechen. Die folgenden Punkte sollen den Aufmerksamkeitsfokus des Therapeuten dabei leiten:

- Besonders wichtig sind berichtete *Veränderungen* in der Stimmung. Schon an diesem Punkt bekommt der Therapeut eine erste Idee davon, welche Verhaltensweisen eher verstärkt oder reduziert werden sollten. Des Weiteren sollte der Therapeut sich einen ersten Eindruck vom allgemeinen Aktivitätsniveau des Patienten verschaffen und dabei beachten, ob er zu wenig oder zu viel an persönlichen und beruflichen Verpflichtungen und Aktivitäten auf sich nimmt.
- Nicht alle Verhaltensweisen, die kurzzeitig die Stimmung verbessern, sind langfristig auch funktional oder antidepressiv. Dazu gehören vor allem Rückzugs- und Vermeidungsverhaltensweisen, Inaktivität sowie der Konsum psychotroper Substanzen.
- Auch Unterbrechungen und Veränderungen in der täglichen Routine sowie strukturlosen oder desorganisierten Tagesabläufen sollte besondere Beachtung geschenkt werden. Hierzu zählen unter anderem Abweichungen von den üblichen Schlafgewohnheiten, Essgewohnheiten oder der Arbeitsroutine. Eine geregelte Tagesstruktur ist oft die zentrale Voraussetzung für den Erfolg einer Depressionstherapie. Der Therapeut kann bei Verdacht also gezielt fragen: »Wann geht es Ihnen besser, *mit* oder *ohne* geregelten Tagesablauf?« Da die Frage aus der Erinnerung oft nicht genau zu beantworten ist, könnte ein von diesem Problem betroffener Patient sich als Hausaufgabe vornehmen, in der nächsten Woche zwei Probetage mit

strukturierterem Tagesablauf zu gestalten. Dies sollte jedoch genau operationalisiert werden, um dann bewerten zu können, ob und inwieweit Strukturierung hilft.

- Der Therapeut überprüft, ob die Protokollierung konkret genug ist und gibt, falls nötig, Tipps oder ermuntert zu einer lückenloseren Protokollierung. Des Weiteren sollte auf die Bandbreite der berichteten Stimmung geachtet werden. Hier kann es hilfreich sein, daran zu erinnern, auch kleine Veränderungen der Stimmung zu protokollieren. Fällt dies einem Patienten besonders schwer, kann der Therapeut bei der Differenzierung helfen.
- Generell gilt es, die Beobachtungen des Patienten wertzuschätzen und ihn in seiner Bemühung zu bestärken. Auf ungünstige Verhaltensweisen sollte einfühlsam, aber nicht beschönigend eingegangen werden. Eine validierende Grundhaltung im Hinblick auf depressives Verhalten sollte für den Patienten jedoch spürbar sein.

Fallbeispiel

Wie »überlebenswichtig« Struktur sein kann, belegt das Tagebuch des Schriftstellers Wolfgang Herrndorf (Autor des Nr. 1 Bestsellers »Tschick«), der trotz seiner tödlichen Erkrankung an einem Hirntumor und trotz stärkster Schmerzen und neurologischer Ausfallerscheinungen seine künstlerische Arbeit – mit Phasen voller Produktivität – fortsetzt. Der Titel des Tagebuchs: Arbeit und Struktur.

Immer wieder kommt es unserer Erfahrung nach auch dazu, dass einzelne Patienten sich vor der Protokollierung ihrer Stimmung und Aktivitäten scheuen oder mit der Protokollierung beginnen und nach wenigen Tagen »aufgeben«. Einer der häufigsten Gründe hierfür besteht darin, dass die Erfassung des »Status quo« durchaus sehr schmerzlich sein kann. Man führe sich an dieser Stelle vor Augen, was es für einen Patienten bedeutet »schwarz auf weiß« zu erkennen, dass der eigene Lebensalltag kaum oder gar nicht von freudvollen Erlebnissen geprägt ist oder Tage in einer tristen Monotonie verstreichen. Hier sollte der Therapeut einfühlsam auf den Patienten eingehen und betonen, wie schwierig und schmerzvoll die Auseinandersetzung mit dem eigenen Lebensalltag und der damit verbundenen Gefühlswelt sein kann. Außerdem können durch gezielte Fragen wie »Wie haben Sie es am ersten Tag geschafft, alles sorgfältig ins Protokoll einzutragen?« Strategien erarbeitet werden, damit das Protokollieren leichter fällt bzw. der Patient erkennt, was ihm die Protokollierung schwer gemacht hat.

Zudem können die Fähigkeit, sich zu konzentrieren, und eine Zielsetzung gegen Ablenkungen und Störungen abzuschirmen, bei depressiven Menschen herabgesetzt sein. Zweifel und Negativismus prägen den Alltag. Ein Patient könnte zum Beispiel sagen: Es war doch jeden Tag dasselbe; ich wusste nicht mehr, was das bringen sollte. Der Therapeut hat, abhängig vom eigenen Stil, zahlreiche Interventionsvarianten zur Verfügung, um hier (erneut) von der Grundidee der Stimmungs- und Aktivitätenprotokollierung zu überzeugen. Er könnte zum Beispiel fragen: »Haben Sie erwartet, dass dieser erste Schritt sofort etwas bringen soll?« Oder: »Messen Sie denn Fieber nur bei den ersten Symptomen einer Grippe und dann nie wieder?« Oder: »Wenn Sie ein Puzzle zusammenfügen wollen, sehen doch auch viele Teile ähnlich aus; sind sie deswegen weniger wichtig?« Und so weiter.

Was aus Aktivitäten-/Stimmungsprotokollen abgeleitet werden kann

Tabelle 4.3 Beispiele für Ableitungen aus Aktivitäten-/ Stimmungsprotokollen

Beobachtungsebene	Was abgeleitet wird (Beispiele)
Auswertung der durchschnittlichen Aktivitäten und Stimmung pro Wochentag und Vergleich dieser Tage	Erkennen von »Risikotagen« und der an diesen Tagen typischen Aktivitäten (zum Beispiel Inaktivität am Wochenende) Überprüfen von (negativen) Annahmen über die eigene Stimmung (oft ist die Stimmung nicht so schlecht wie gedacht!) Überprüfen von Annahmen über das eigene Aktivitätenprofil (z. B. Wie viel freie Zeit habe ich wirklich? Was fange ich damit an? Gibt es wirklich keinen Platz für zwei Mal 30 Minuten Sport während der Woche?)
Verlauf von Aktivitäten/Stimmung über den Tag	Erkennen von Schwerpunktzeiten für die Aktivitätsänderung Erkennen von Über- unter Unterforderung, Einplanen von Pausenzeiten
Direkter Zusammenhang von Aktivitäten und Stimmung	Bei welchen Aktivitäten ist welche Stimmung zu antizipieren? (Stressimmunisierung)
Indirekter Zusammenhang von Aktivitäten und Stimmung	Wann folgt negative Stimmung auf zunächst vermeintlich angenehme Aktivitäten? Wann folgt gute Stimmung auf vermeintlich aversive Tätigkeiten?

Im Anschluss an die Besprechung der Stimmungsprotokolle erhält der Patient die Möglichkeit, Rückfragen zum Depressionsmodell zu stellen.

Therapiedialog in der Gruppe: Umgang mit Problemen beim Führen von Stimmungsprotokollen

Th: Welche Erfahrungen haben Sie mit dem Führen der Stimmungsprotokolle gemacht? Sind dabei Probleme aufgetreten?

P1: Also ich habe das so zwei Tage, so mehr oder weniger gewissenhaft geführt.

Th: Sehr gut.

P1: und dann hab ich gemerkt, das wiederholt sich ja alles.

Th: Aha.

P1: Also frühstücken und Zeitung lesen, dann am nächsten Tag, stehe ich um 7:30 Uhr auf, frühstücke, lese Zeitung … das ist genau wieder das Gleiche.

Th: Ja.

P1: Ich mache Arztbesuche, irgendwas zwischendurch, das ist mal eine Abweichung, eine gewisse, aber ansonsten wiederholt sich alles.

Th: Okay. Also Sie haben erstmal richtig gut angefangen.

P1: Naja.

Th: Ja, zwei Tage haben Sie das Protokoll geführt, und dass es sich so viel wiederholt hat, das hat Ihnen dann die Muße geraubt oder Sie frustriert.

P1: Ja. Selbst die Stimmung hat sich wiederholt, die ist dann beim Aufstehen 2 und das hat sich dann gesteigert bis auf maximal 5. Und das war schon eher auch eine Ausnahme.

Th: *(zu anderer Teilnehmerin):* Okay, Sie haben gleich genickt, Frau M., dass es Ihnen ähnlich ging?

P2: Ja, bei mir ist es eigentlich auch immer dasselbe. Das, was mir dann aufgefallen ist, da war dann ein Anstieg. Und gestern war ich dann beim Tanzkurs und das war auch schön. Aber heute Morgen war alles wie weg, wie abgeschnitten.«

Th: Okay, heute Morgen sind Sie aufgewacht und es war ganz anders.

P1: Ja.

Th: *(wieder zu Pat. 1):* Ich würde gern darauf eingehen, dass Sie so schön angefangen haben diese Protokolle auszufüllen und dann gemerkt haben, das wiederholt sich alles. Diese Beobachtung ist für uns ganz wichtig. Es ist nämlich möglich, dass sie durch eine Veränderung dieser, ich nenne es einmal Monotonie, eine Verbesserung in ihrer Stimmung erreichen könnten. Die Beobachtung an sich, auch wenn sie zunächst frustrierend ist, ist also ein sehr wichtiger Anhaltspunkt für uns. Genauso ist es mit ihrer Beobachtung, dass sie sich morgens beim Aufstehen immer ganz schlecht fühlen, sich ihre Stimmung über den Tag aber etwas verbessert. Ich möchte Sie gern ermutigen, weiter die Protokolle auszufüllen und auch kleine Veränderungen, also einen Anstieg von 2 auf 3 zu protokollieren. Ihre Stimmung hat sich ja sogar von 2 auf 5 verbessert, das ist ja so eine ganz »normale« Stimmung, also weder super gut, noch super schlecht.

P1: Ja, das ist, wo ich sagen würde: Damit könnte man leben.

Th: Damit könnte man leben, ja. Und es geht vor allem darum, auch diese kleinen Veränderungen zu schätzen.

P1: Aber sie wiederholen sich ja nicht! Das ist ja das Traurige.

Th: Ja.

P1: Das ist ja das Traurige.

Th: Dieses Selbstbeobachten führt ja oft dazu, dass einem vor Augen geführt wird, dass es aktuell nicht so gut läuft. Und das ist auch sehr häufig nicht angenehm. Weil man es dann vielleicht erst so recht spürt (seufzt), das ist ja immer das Gleiche. Gleichzeitig sagen Sie aber: Es gab Veränderungen! Ich möchte Sie einfach ermuntern, diese Veränderungen wertzuschätzen, weil das sind die Anknüpfungspunkte, die wir haben, um zu schauen: Was war es denn, was dazu geführt hat, dass Sie sich etwas besser gefühlt haben? Auch wenn das nur ein, zwei Punkte in Ihrer Stimmung waren. Ja? Wir können gemeinsam überlegen, wie sie diesen Zustand in ihrem Falle die 5 vielleicht öfter aktiv (betont) herbeiführen können. Also überlegen: Was tut Ihnen gut? Was macht Ihnen Mut? Und welche Ihrer Gewohnheiten führen eher dazu, dass Sie sich sehr depressiv fühlen?

P1: Dann haben die zwei Tage ja doch was gebracht und ich hatte mir schon gedacht: Schön, nicht mal einen Zettel ausfüllen bekommst du hin, obwohl du den lieben langen Tag nichts zu tun hast.

Th: Da haben Sie Recht. Vielen Dank, dass Sie Ihre Erfahrungen mit uns geteilt haben.

Orientiert an den oben erwähnten Beobachtungsebenen, lassen sich für die Analyse der Stimmungsprotokolle zahlreiche strukturierende Fragen stellen, wie wir sie im Folgenden aufgelistet haben.

Fragen zur Strukturierung der Besprechung der Stimmungsprotokolle

- »Wie sind Sie mit dem Protokoll zurechtgekommen?«
- »Wann/In welchen Abständen/Wo haben Sie protokolliert?«
- »Was war die höchste/niedrigste Zahl mit der Sie ihre Stimmung bewertet haben?«
- »Konnten Sie bereits einen Zusammenhang zwischen ihrem Verhalten und ihrer Stimmung feststellen, also zwischen dem was Sie getan haben und wie Sie sich dabei gefühlt haben?«
- »Bei welcher Aktivität haben Sie sich am besten bzw. am schlechtesten gefühlt?«
- »Konnten Sie bereits Aktivitäten identifizieren, die Ihre Stimmung verbessern bzw. verschlechtern?«
- »Haben Sie ein besonders starkes Gefühl erlebt, also Einsamkeit, Traurigkeit oder auch ein Gefühl innerer Leere? Wann war das und was haben Sie zu diesem Zeitpunkt getan?«
- »Gab es in der Bewertung Ihrer Stimmung plötzliche oder langsame Anstiege bzw. Abstiege? Also eine Stelle in Ihrem Protokoll, an der Sie sich erst schlecht

und dann besser gefühlt haben oder anders herum?« Was haben Sie zu diesem Zeitpunkt getan?«
- »Gab es Veränderungen in Ihrer Stimmung, die Sie mit Ihrem Schlafrhythmus oder Ihrer täglichen Routine in Verbindung bringen können?«
- »Können Sie einschätzen, wann Sie sich besser gefühlt haben? Allein oder in Gesellschaft? Zu Hause oder unterwegs?«
- »Gab es Veränderungen in Ihrer Stimmung über den Verlauf eines Tages oder über den Verlauf der gesamten Woche? Wann ist Ihre Stimmung im Allgemeinen besser, am Morgen oder am Abend? Am Wochenende oder unter der Woche?«

Psychoedukation: das ABC-Modell

Patienten haben mitunter nur eine sehr vage Vorstellung davon, wie Situationen, Verhalten und Gefühle miteinander in Verbindung stehen, was durch eine Depression sogar noch verstärkt wird. Damit der Patient versteht, warum er in bestimmten Situationen ein bestimmtes Verhalten zeigt und ob dieses Verhalten für ihn funktional ist, ist es wichtig, dass er genau diese Verbindungen versteht, um Zielverhalten zu definieren und so seine Ziele zu erreichen. Um dies möglichst verständlich zu machen, wurde angelehnt an die klassische Verhaltenstherapie das sogenannte ABC-Modell des Verhaltens entwickelt (vgl. Kanter et al., 2010; Martell et al., 2010). Dieses wird zunächst dem Patienten als Arbeitsblatt ausgegeben (Abb. 4.5).

A (Auslöser). Verhalten passiert nie »einfach so«, sondern ist an bestimmte Situationen und Auslöser gebunden. Diese Auslöser, d. h. alles, was einem Verhalten vorausgeht, sind in A inbegriffen. Viele Verhaltensweisen sind in bestimmter Hinsicht »ankonditioniert«: Durch einschneidende Ereignisse werden bestimmte Situationsvariablen mit Gefühlen und Gedanken gekoppelt, welche später – mitunter unbewusst – wieder auftreten, sobald der Patient mit den gleichen Situationsvariablen wieder konfrontiert ist. Dies kann an folgendem Beispiel verdeutlicht werden: Einem Grundschulkind gelingt es im Sportunterricht nicht, über einen Bock zu springen. Es wird deswegen von seinen Mitschülern ausgelacht und vom Sportlehrer ausgeschimpft. In den weiteren Sportstunden bekommt es immer Bauchschmerzen, wenn es die Turnhalle betritt. Es kann passieren, dass dieses Kind auch noch Jahre später ein unangenehmes Gefühl beim Betreten einer Turnhalle verspürt und eine generelle Abneigung gegen Turnen und ähnlichen Sport entwickelt.

B (beobachtbares Verhalten). Damit ist das Verhalten gemeint, das analysiert und verstanden werden soll. Häufig sind hier die Verhaltensweisen zu finden, wegen derer die Patienten in die Therapie kommen, z. B. sozialer Rückzug oder zwischenmenschliche Konflikte. Das Verhalten sollte möglichst genau beschrieben und definiert werden.

C (Consequenz). Jedes Verhalten zieht eine bestimmte Konsequenz nach sich, die entweder für den Patienten günstig oder ungünstig sein kann. Wird Verhalten positiv verstärkt, steigt die Wahrscheinlichkeit, dass es in Zukunft noch einmal gezeigt wird. Wird es dagegen bestraft, sinkt die Wahrscheinlichkeit. Konsequenzen können kurz- oder langfristig wirken. Dies ist besonders bei Vermeidungsverhalten und sozialem Rückzug der Fall, die kurzfristig zwar auf den Patienten eine beruhigende Wirkung haben (negative Verstärkung, indem Angst reduziert wird), langfristig aber zu größeren Problemen führen können.

In der Verhaltensanalyse nach dem ABC-Modell wird typischerweise mit B begonnen, da dies dem Patienten am leichtesten fällt und er meist das Anliegen hat, ein bestimmtes Verhalten zu besprechen. Danach wird mit A fortgefahren, indem erklärt wird, dass Verhalten an bestimmte Situationen gekoppelt ist. Zum Schluss wird C ergänzt. Das ABC-Modell eignet sich gut, um zu ergründen, warum Patienten problematisches Verhalten zeigen oder warum es ihnen schwerfällt, Aktivitäten aufzubauen. Im Sinne der Verhaltensaktivierung wird hiermit auch noch einmal deutlich, wie stark Verhalten (B) und Stimmung (C) zusammenhängen und warum mitunter ein automatisiertes Verhalten (B) gezeigt wird, für das der Patient zunächst nicht bewusst den Grund (A) benennen kann. Zur Vervollständigung und Ergänzung wird dem Patienten noch Arbeitsblatt 2.3 zum Ausfüllen ausgehändigt.

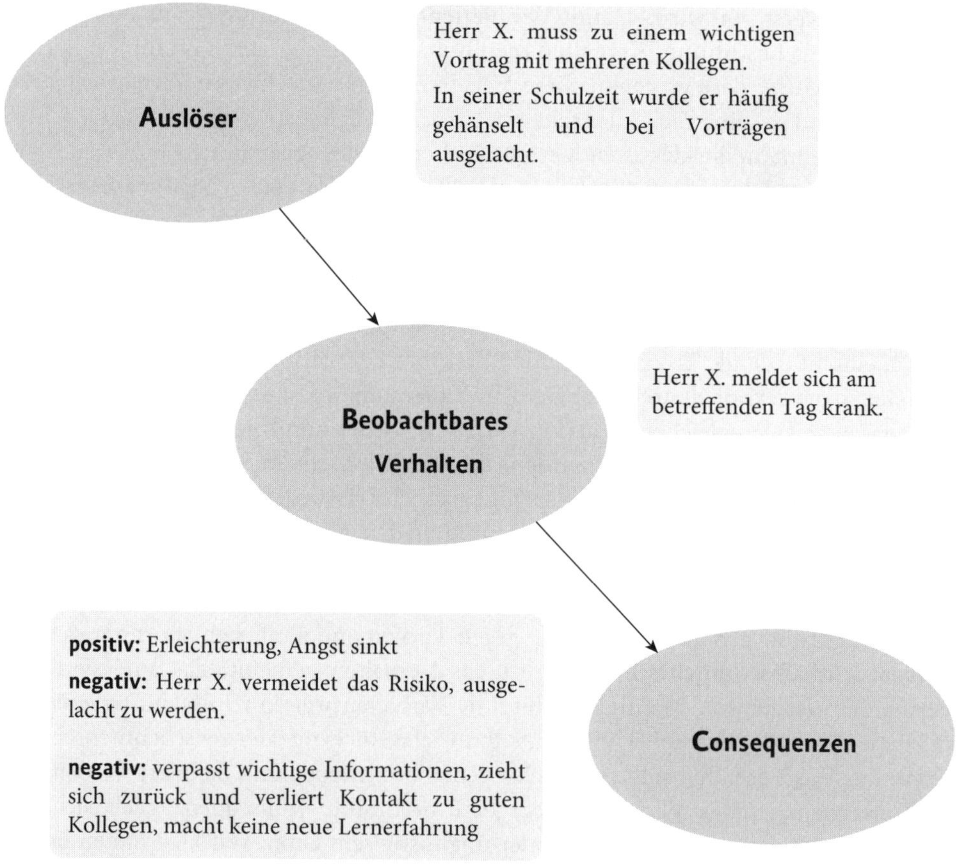

Abbildung 4.5 Das ABC-Modell des Verhaltens

Psychoedukation: die Depressionsspirale – Rückzugs- und Vermeidungsverhalten

Nun wird dem Patienten Arbeitsblatt 2.2 gegeben. Anhand der »Spirale der niedergeschlagenen Stimmung« soll die Verbindung von eigenem Verhalten und Depression noch einmal verdeutlicht werden. Im Grunde genommen wird hier der letzte Teil des Modells nach Martell et al. (2010) aufgegriffen. Es ist nachvollziehbar, sich bei niedergeschlagener Stimmung oder in Anbetracht einer schwierigen Lebenssituation zurückzuziehen. Jedoch führt dieses Rückzugs- oder Vermeidungsverhalten langfristig auch dazu, dass sich die Lebenssituation und die Gefühlswelt der Betroffenen nicht verbessern können, beispielsweise weil Probleme aufgeschoben und soziale Kontakte abgebrochen werden. Die Stimmung verschlechtert sich weiter und es fällt immer schwerer, ausgleichende, kompetenzförderliche oder freudvolle Aktivitäten durchzuführen. Nach dem die »Spirale der niedergeschlagenen Stimmung« (s. auch Abb. 4.6) an einem theoretischen Beispiel dargestellt wurde, sollte sie auch anhand eines Beispiels des Patienten durchgegangen werden. An dieser Stelle sollte nachdrücklich auch auf die kurz- und längerfristigen Konsequenzen depressiver Verhaltensweisen eingegangen werden. Dies kann am Beispiel des Patienten getan werden, in dem der Therapeut beispielsweise sagt, dass es für den Moment zwar entlastend oder erleichternd sein kann, eine Verabredung abzusagen, dass dies aber kurzfristig häufig mit dem Gefühl eines schlechten Gewissens und langfristig mit der Gefahr des Verlustes sozialer Kontakte einhergeht. Auch bei Depression, die eher von einer Überlastung herrühren, lässt sich die »Spirale der niedergeschlagenen Stimmung« gut konzeptualisieren.

Im Anschluss daran sollte die »Spirale der sich bessernden Stimmung« und das »Verhalten nach Plan« im Gegensatz zum »Verhalten nach Stimmung« als Ausweg aus der Depression eingeführt werden (Abb 4.7). »Verhalten nach Plan« bedeutet, sich kleine (Aktivitäts-)ziele zu setzen und diese unabhängig von der Stimmung durchzuführen. Hilfreich kann hier auch die Metapher der »Stimmung als schlechter Ratgeber« sein. Vor allem in Zeiten der Depression verleitet die Stimmung häufig dazu, sich zurückzuziehen und Anforderungen und Kontakte zu meiden. Aus diesem Grund ist es besonders wichtig, das eigene Verhalten in der Depression an einen »Plan« und nicht an die aktuelle Stimmung zu binden. Werden dann kleine im Voraus geplante Aktivitätsziele erreicht, wird sich die Stimmung infolge des erlebten Erfolges oder, weil die Aktivität an sich Freude bereitete, in den meisten Fällen etwas verbessern. Weitere Vorteile des »Verhaltens nach Plan« bestehen in der Stärkung der Selbstwirksamkeitserwartung sowie nach und nach in einem wiederkehrenden Gefühl der persönlichen Teilhabe am Leben und positiven Veränderung der Lebenssituation. So sollten zum Beispiel Aktivitäten geplant werden, welche die Erfüllung alltäglicher Pflichten zum Inhalt haben, aber auch Aktivitäten, die Freude bereiten, wie die Ausübung eines Hobbys oder der Kontakt mit anderen Menschen. Darüber hinaus sollen auch längerfristige persönliche Ziele mit der Methode des »Verhaltens nach Plan« angestrebt und erreicht werden.

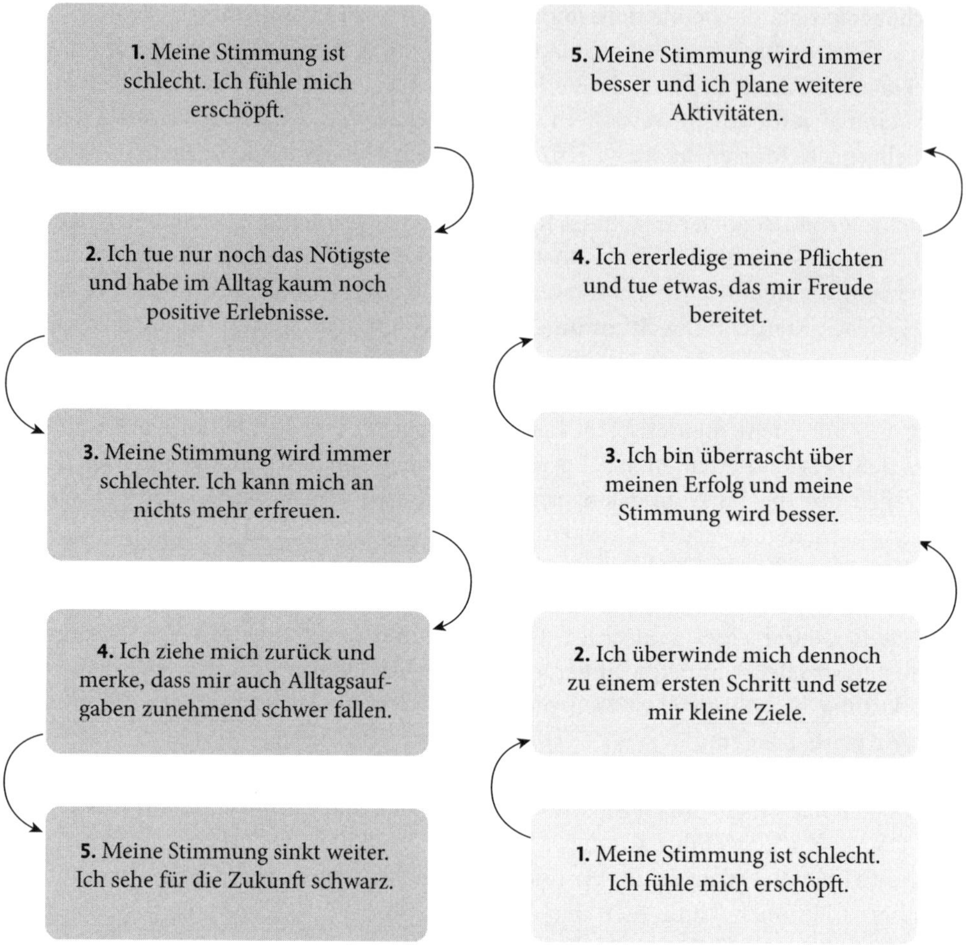

Abbildung 4.6 Spirale der niedergeschlagenen Stimmung (links), Spirale der sich bessernden Stimmung (rechts), konzeptualisiert für Depressionen mit ausgeprägtem Rückzugs- und Vermeidungsverhalten.

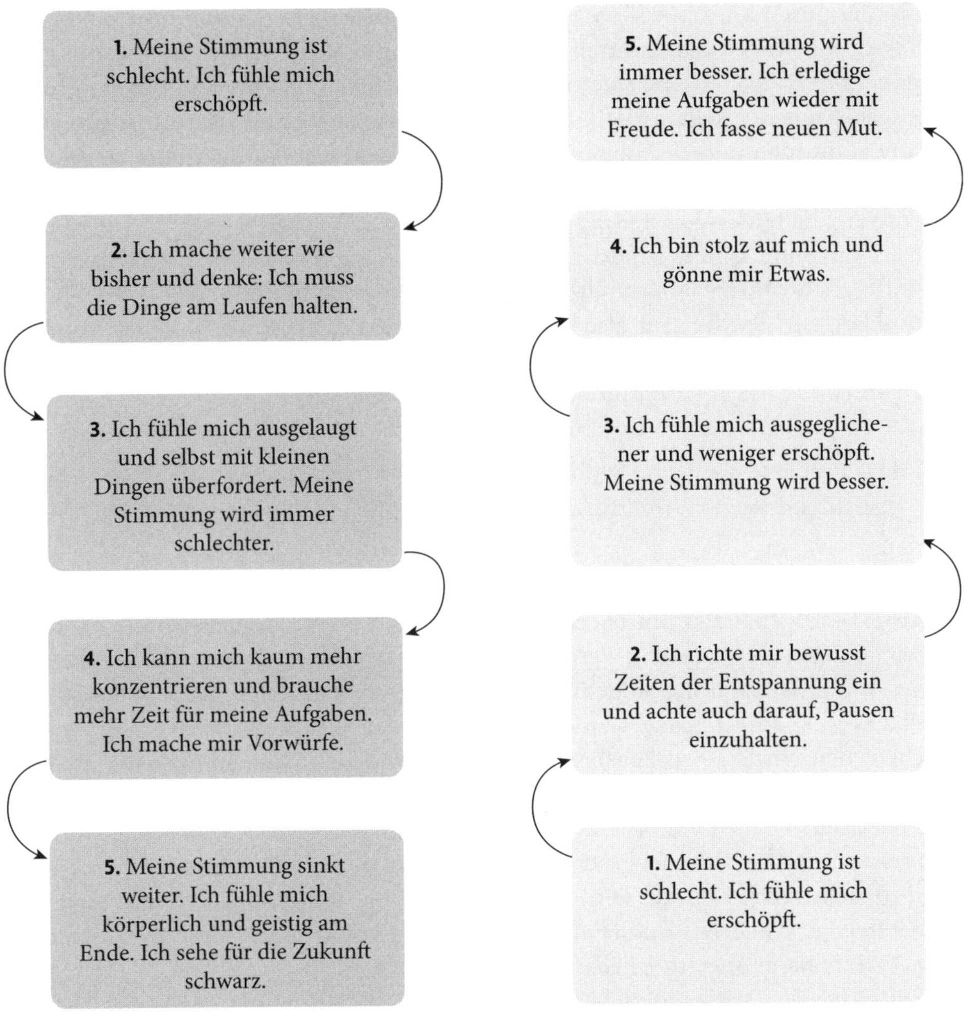

Abbildung 4.7 Spirale der niedergeschlagenen Stimmung (links), Spirale der sich bessernden Stimmung (rechts), für Depressionen, die als Überlastungsreaktion oder auch Burn-out konzeptualisiert werden können.

Was ich selbst tun kann: Aktivitäten, Werte, Ziele

Dieser Abschnitt der zweiten Sitzung stellt ein Kernstück »moderner« Methoden der Verhaltensaktivierung (vor allem der Arbeitsgruppe um Lejuez et al., 2011) dar. Aus diesem Grund sollte für diese Einheit auch ausreichend Zeit eingeplant werden. Im Gegensatz zur »ursprünglichen« Methode der Verhaltensaktivierung, bei der es vornehmlich darum geht, a priori als »positiv« definierte Aktivitäten auszuführen, sollen hier auch Verhaltensweisen integriert werden, die bei der Durchführung nicht notwendigerweise als angenehm erlebt werden, aber im Zusammenhang mit einem individuellen Lebenswert oder –ziel stehen. Es steht also nicht eine Steigerung der

Stimmung durch ausschließlich angenehme Tätigkeiten im Vordergrund, sondern eine Symptomverbesserung durch die Ausrichtung von Aktivitäten an persönlichen Werten und Zielen. Als Beispiel kann man sich hier das Erstellen der jährlichen Steuererklärung vorstellen. Die Durchführung dieser Aktivität ist für die wenigsten Personen angenehm, die erfolgreiche Erledigung geht jedoch mit einem Gefühl der Befriedigung einher und kann zu dem subjektiven Wert »Ich möchte meine Finanzen in Ordnung halten« einen Beitrag leisten.

In diesem Sinne geht es bei der späteren Planung von Aktivitäten vor allem darum, zukünftig mehr Aktivitäten durchzuführen, die mit persönlichen Zielen und Werten im Einklang stehen. Es geht also nicht um ein bloßes Mehr an Aktivität, sondern darum, dass der Patient sich durch gezielt ausgewählte Aktivitäten wieder mehr dem Leben annähert, das er gern führen möchte.

> **!** Das Ziel sind mehr verstärkungswirksame Aktivitäten, die mit persönlichen Zielen und Werten im Einklang stehen.

Dafür wird ihm zunächst eine Matrix der wichtigsten Werte bzw. Lebensbereiche (s. AB 2.3) ausgehändigt, durchgelesen und anhand eines Beispiels veranschaulicht, was eingetragen werden soll. In einem ersten Schritt soll der Patient für sich hinterfragen, wie bedeutsam die aufgeführten Lebensbereiche für ihn persönlich sind. Im Anschluss soll eingeschätzt werden, inwiefern das eigene Verhalten der letzten Wochen, den einzelnen Lebensbereichen eher zuträglich oder abträglich war. Von besonderem Interesse sind hier vor allem persönlich bedeutsame Lebensbereiche, die in den letzten Wochen oder Monaten stark vernachlässigt wurden. Abschließend soll es darum gehen, für besonders wichtige Lebensbereiche ein Ziel zu formulieren. Dieses kann zunächst noch abstrakt sein, wird dann aber im nächsten Schritt (Planung von Aktivitäten, s. AB 2.4) mithilfe des Therapeuten konkretisiert und anhand erster kleiner Aktivitäten operationalisiert.

Werte, bei denen sich zwischen Wichtigkeit und Verfolgung des Werts Diskrepanzen zeigen, verdienen nun besondere Aufmerksamkeit. Es sollte deutlich werden, dass es in der Depression zwar schwierig, ja manchmal unmöglich erscheint, bestimmte Aktivitäten durchzuführen, dass jedoch Werte und Ziele auch in diesen Zeiten relevant sind. Die Erkenntnis, dass das eigene Verhalten der Depression »in die Hände spielt« und die selbst gewählten Werte eher in den Hintergrund treten, kann eine wichtige Erfahrung für den Patienten sein. Es ist darauf zu achten, dass er ermutigt wird, sich diese Werte wieder bewusster zu machen und versucht, sein Verhalten wieder mehr an diesen auszurichten – und nicht an der aktuellen Stimmung. Hier kann der Begriff des »Verhaltens nach Plan« wieder aufgegriffen werden (vgl. Depressionsspirale) und als Werkzeug definiert werden, die Depression zu überwinden und das Leben wieder nach dem auszurichten, was subjektiv wertvoll und wichtig ist. Dabei gilt das »Prinzip der kleinen Schritte« – es soll überlegt werden, was konkret getan werden kann, um einem Ziel bzw. Wert näherzukommen. Hierbei muss es sich nicht zwangsläufig um ein Verhalten handeln, das bereits bekannt ist, auch zum Ausprobieren neuer Aktivitäten kann und soll ermuntert werden. Gerade hier ist es jedoch wieder wichtig, unrealistische Zielsetzungen möglichst zu korrigieren und lieber erste kleine Schritte zu planen.

Beispiel

Ein Patient hat den Wert »körperliche Fitness« ausgewählt und möchte wieder mehr spazieren gehen. Er hat einen festen Termin gewählt und trägt die Aktivität dort ein. Der Therapeut hat hier die Möglichkeit, beispielsweise nach Alternativen bei schlechtem Wetter zu fragen, die dann ebenfalls im Plan vermerkt werden können. So wird einer Stimmungsverschlechterung durch das Gefühl »Ich habe gar nichts geschafft« vorgebeugt und der Patient wird ermuntert, bei der Planung und Durchführung seiner Aktivitäten kreativ vorzugehen.

Einführung von Aktivitätsplänen

Basierend auf den in dieser Sitzung behandelten Inhalten sollen nun die aus Sitzung 1 bekannten Stimmungsprotokolle aufgegriffen werden (s. AB 1.5), das wichtigste Instrument der Verhaltensaktivierung. Es ist möglich, dies durch eine Rückfrage einzuleiten (»Was ergibt sich nun für eine Konsequenz? Was müssten Sie tun, um die Depression in den Griff zu bekommen?«). Zumeist hat der Patient hier schon eine gute Vorstellung davon, was nun folgt – die Planung neuer oder lange nicht mehr durchgeführter Aktivitäten anhand individueller Ziele. Die Unterstützung durch den Plan, in dem diese Aktivitäten festgelegt werden sollen, erscheint nicht allen von Anfang an überzeugend.

Eine kurze Aufklärung über den nachgewiesenen Wert von genau definierten Durchführungsabsichten kann dieses Problem lösen und die Motivation deutlich erhöhen. Studien zeigen, dass insbesondere das (auch für depressive Patienten typische) Aufschiebeverhalten sich sehr effizient durch genau definierte Vornahmen begrenzen lässt.

Einige Beispiele sollten kurz vom Therapeuten genannt werden, zum Beispiel:

(a) »Am Montag in der Mittagspause rufe ich um 11:45 Uhr beim Finanzamt an, um mir das fehlende Formular zusenden zu lassen. Schon am Sonntag sende ich mir die entsprechende Telefonnummer per E-Mail an meine Dienstadresse.«

(b) »Am Samstag stehe ich eine halbe Stunde früher als sonst auf, also um 7:45, um im Park Joggen zu gehen. Auf dem Rückweg kaufe ich frische Brötchen, damit das Wochenende angenehmer beginnt als sonst.«

Es geht also darum, einen konkreten Zeitpunkt und ein konkretes Verhalten zu benennen. Die soziale Verbindlichkeit solcher Durchführungsabsichten kann noch dadurch erhöht werden, dass man sie Dritten mitteilt. In Beispiel b) könnte die Person also noch vorher jemandem (Freunden, Eltern, Partner) mitteilen, dass sie sich dieses vornimmt.

Sollte der Patient nach wie vor skeptisch sein, empfiehlt es sich, die Zielsituation in Gedanken durchzugehen (kognitive Probe), um Barrieren und Hindernisse zu identifizieren, die in eine besser formulierte Durchführungsabsicht einfließen könnte. In Beispiel b) könnte ein Hindernis sein, dass die Person am Samstagmorgen vielleicht zu müde sein wird (nach einer anstrengenden Arbeitswoche), sodass der Plan, was das Joggen anbelangt, auf Sonntag zu verschieben wäre.

Ansonsten gilt eindeutig: Probieren geht über Studieren! Sofern in der Therapie keine Zeit für eine kognitive Probe bleibt, wird eine Probedurchführung vereinbart, sodass in der nächsten Sitzung die Erfahrungen mit dem Plan zu besprechen sind. Das Ziel ist nicht der Bericht über Erfolgserlebnisse, sondern eher, etwas selbst initiieren zu können, weil man es sich vorgenommen hat. Wer keine Probedurchführung (mit allen Höhen und Tiefen) gemacht hat, dessen Verhalten kann auch nicht nachbesprochen werden!

Für die Haltung der Therapeuten ist es dabei charakteristisch, dass der Plan nicht minutiös eingehalten werden muss, sondern (vor allem im weiteren Verlauf) eher im Sinne einer flexiblen Kontrolle eingesetzt wird. Es geht dann weniger um feste Zeiten, sondern darum, in der Woche überhaupt etwas getan zu haben, was den eigenen Werten entspricht. Man könnte also prinzipiell die Aktivität vom Samstagmorgen auf den Sonntagabend verschieben.

Keystone habits. Manchen Patienten hilft der Hinweis, dass es für umfangreiche und bleibende Veränderungen entscheidend sein kann, dass zunächst ein einziges, oft sehr eingegrenztes Problemverhalten überwunden werden konnte (sogenannte »keystone habits«). Jede noch so kleine Verhaltensänderung, zum Beispiel jeden Morgen frisches Obst essen, jede Woche die Großmutter anrufen, täglich den Müll herunterbringen etc., kann als »proof of principle« dienen, dass die Person es kann; nämlich nach Plan zu handeln, auch wenn ihr vielleicht nicht danach ist.

Vergabe der Hausaufgaben und Verabschiedung

Der Patient wird gebeten, sich anhand der eigenen Ziele und Werte (s. AB 2.3) einen oder zwei Bereiche herauszusuchen, bei denen er eine Diskrepanz zwischen subjektiver Wichtigkeit und Aktivitäten zur Erreichung feststellen konnte. Nun werden mithilfe des Therapeuten erste Aktivitäten fest eingeplant. Hierbei ist darauf zu achten, dass konkrete, realistische und erreichbare Teilziele formuliert werden. Es hat sich bewährt, bereits erste Hürden vorwegzunehmen und somit zu demonstrieren, dass eine Beschäftigung mit möglichen Hindernissen wichtiger Bestandteil der Planung ist. Zum Schluss soll ein Plan mit maximal drei bis vier neuen Aktivitäten für die kommende Woche entstehen. Der Patient wird außerdem gebeten, darüber hinaus weiterhin seine Stimmung und Aktivitäten zu protokollieren. Das Protokoll kann zur Vorbereitung der nächsten Sitzung auch dahin gehend erweitert werden, dass die täglichen Grübelzeiten protokolliert werden.

Fallbeispiel

Herr B. berichtet, er fühle sich von seiner Arbeit überlastet und gerate immer häufiger auch mit seinen Vorgesetzten in Konflikt, da diese zunehmend mehr Arbeit von ihm forderten und er sich dem nicht mehr gewachsen fühle. Vor der Therapie habe er die Befürchtung gehabt, in seinen ohnehin schon vollen Terminkalender werden noch zahlreiche zusätzliche Termine durch das Verhaltensaktivierungsprogramm hinzukommen.

Schnell wird deutlich, dass ein wichtiger Wert von Herr B. seine Familie ist. Durch den Druck auf der Arbeit habe er sie immer wieder versetzt, obwohl er seine Kinder sehr liebe und gern mehr mit ihnen unternehmen würde. Auf dem Arbeitsblatt 2.3 zeigte sich schnell die Diskrepanz zwischen Wichtigkeit und Herrn B.s Verhalten in den letzten Wochen und er nahm sich vor, in der nächsten Woche mit seinen Kindern Skifahren zu gehen.

In der darauffolgenden Sitzung berichtete Herr B., dass ihm dieser zusätzliche Termin überhaupt nicht gestresst habe, sondern ihm als Ausgleich zu seiner nervigen Arbeit sogar ganz gelegen kam. Er gab an, dass er die Zeit sehr genießen konnte, die arbeitsbezogenen Konflikte erreichten ihn gleichzeitig weniger.

Hinweis. Ab dieser Sitzung erscheint es sinnvoll, dem Patienten einen Leitfaden an die Hand zu geben, um sich auf die Besprechung der Wochenprotokolle vorzubereiten (s. AB 1.1). Dies dient zum einen der zeitlichen Begrenzung innerhalb der Sitzungen, zum anderen kann der Leitfaden wichtige Anreize setzen, sich mit dem eigenen Verhalten und Erleben detaillierter auseinanderzusetzen und somit die Lerneffekte zu steigern.

4.2.3 Besonderheiten im Gruppensetting

Die Besprechung der Hausaufgaben findet in einer offenen Gesprächsrunde statt. Die Teilnehmer erhalten eine erste Rückmeldung zu ihren Stimmungsprotokollen und sollten die Möglichkeit nutzen, sich unter Anleitung der Therapeuten über ihre Erfahrungen auszutauschen. Es bietet sich an, die Gesprächsrunde mit einer offenen Frage zu Erfahrungen mit der Protokollierung zu eröffnen. Dabei sollte jeder Teilnehmer die Möglichkeit erhalten, über seine Erfahrungen zu berichten. Den Therapeuten obliegt es, besonders gesprächige und ausschweifende Teilnehmer freundlich zu bremsen und sehr zurückhaltende Teilnehmer durch direktes Ansprechen einzubeziehen, z. B. mit offenen Fragen der Art: »Wie ist es Ihnen ergangen?«, »Wie war es denn bei Ihnen?«. Um den weiteren Gesprächsverlauf voranzubringen und zu strukturieren (siehe auch Kasten Therapiedialog), erfragen die Kursleiter bei dem jeweils berichtenden Teilnehmer, ob dieser bereits Zusammenhänge zwischen dem eigenen Verhalten/Aktivitäten und der eigenen Stimmung feststellen konnte; dabei sollen auch Bezüge zum Depressionsmodell (Flipchartaufzeichnung der letzten Sitzung) hergestellt werden.

Fällt es einzelnen Patienten besonders schwer, ihren Tagesablauf zu protokollieren, kann man die Gruppe zur Unterstützung mit einbeziehen: Häufig geht es anderen Teilnehmern der Gruppe ähnlich, was zu einer Entlastung des Einzelnen führt. Andererseits finden sich auch immer Gruppenteilnehmer, welche die Protokollierung trotz Schwierigkeiten umsetzen konnten. Hier kann durch die Kursleiter ein Erfahrungsaustausch zwischen den Teilnehmern angeregt werden. Zum Beispiel mit der Frage: »Ich höre heraus, dass auch Ihnen die Protokollierung sehr schwer gefallen ist. Können Sie uns erklären, wie es Ihnen trotzdem gelungen ist, nicht aufzugeben?«. Ein weiterer, nicht zu unterschätzender, motivationaler Zugewinn durch das Gruppensetting besteht darin, dass Teilnehmer, die bis dato noch nicht oder kaum protokolliert haben, bei der Besprechung der Stimmungsprotokolle zum einen erfahren, dass auch andere Teilnehmer mit ihrer Ausgestaltung des Alltags hadern und zum anderen erleben, wie andere Teilnehmer von der Besprechung ausgefüllter Protokolle profitieren.

Fehler und Fallen. Wichtig ist in dieser Sitzung, zu überprüfen, ob alle Teilnehmer das Stimmungsprotokoll aus der letzten Sitzung richtig ausgefüllt haben. Typische Fehler, die hier passieren können, sind:

(1) Das Protokoll ist zu grobmaschig ausgefüllt. Hier sollte gemeinsam erarbeitet werden, dass die Stimmungsprotokolle nur eine optimale Informationsausbeute liefern, wenn daraus hervor geht, was konkret getan wurde und wie die Stimmung in diesem Moment war. Es ist unwahrscheinlich, dass sich die Stimmung über einen Zeitraum von fünf Stunden nicht ändert. Betont werden sollte hierbei noch, dass auch kleinste Veränderungen in der Stimmung wichtig sind und das Augenmerk darauf gerichtet sein sollte.

(2) Das Protokoll wurde nachträglich ausgefüllt, zum Beispiel am Abend. Hier sollte eine Erklärung erfolgen, dass die Stimmung oft im Nachhinein anders eingeschätzt wird als in der konkreten Situation. Wichtige Ereignisse können dabei die Einschätzung der Stimmung massiv beeinflussen: Kommt es beispielsweise auf der Arbeit um 16 Uhr zu einem schweren Konflikt, wird retrospektiv oft die Stimmung des ganzen Tages als schlecht bewertet.

(3) Das Protokoll wurde nur teilweise oder gar nicht ausgefüllt. Hier ist unbedingt zu klären, warum dies nicht getan wurde. Mitunter empfinden Patienten es als schmerzhaft, sich mit ihrem Status quo auseinanderzusetzen. Dies sollte unbedingt verständnisvoll validiert werden unter der Betonung, dass das Kennen der aktuellen Situation Voraussetzung für Veränderung ist. Es geht auch nicht darum, das Protokoll hinsichtlich der Aktivitäten zu bewerten, sondern ein umfassendes Bild vom Leben des Patienten zu bekommen. Gemeinsam mit den Patienten kann dann nach Möglichkeiten gesucht werden, das Ausfüllen zu vereinfachen.
Mitunter empfinden Patienten Alltäglichkeiten als unwichtig. Hier sollte darauf verwiesen werden, dass auch Routinetätigkeiten sich auf die Stimmung auswirken können und dementsprechend ebenso wichtig sind (vgl. auch Abschn. 4.1.2).

4.3 Sitzung 3: aktiver Umgang mit Grübelgedanken

Motto: «Love it, change it or leave it."

4.3.1 Ziele der Sitzung

Grübeln/Rumination stellt ein häufiges Symptom bei depressiven Störungen dar, wobei Betroffene diese Vorgänge zumeist als schwer kontrollierbar und einschränkend bei der Ausführung täglicher Aktivitäten erleben. Das Grübeln hat den Effekt, dass aktives Verhalten entweder vermieden wird, oder dass der Patient in der Situation nicht »präsent ist«, der Fokus der Aufmerksamkeit nicht voll auf dem aktuellen Erleben liegt. Die klinisch-psychologische Grundlagenforschung hat in Längsschnittstudien eindrucksvoll belegen können, dass Grübeln und repetitive Gedanken der Art »warum gerade ich«, »was wäre wenn…« usw. zur Intensivierung und Aufrechterhaltung einer initialen depressiven Stimmung in entscheidender Weise beitragen; für manche Autoren ist dieser kognitive Stil sogar der wichtigste aufrechterhaltende Faktor bei der Depression überhaupt (vgl. zusammenfassend Watkins, 2016). Verhaltensaktivierung heißt damit also auch immer: Grübeln überwinden.

Der Patient soll in dieser Sitzung die Möglichkeit erhalten, auch kognitive Prozesse als aktiv zu bewältigendes Verhalten zu erleben. Somit wird eine mögliche Hürde auf dem Weg zum Verhaltensaufbau angesprochen und gleichzeitig aktive Veränderung angeregt.

4.3.2 Sitzungsinhalte

Tagesordnung

Tabelle 4.4 Tagesordnung

Kurselement	Materialien	Dauer (min)
Ausfüllen der Fragebögen	BDI-II, BADS-SF	
Begrüßung und Überblick über die Sitzung	* nur für Gruppensetting: ggf. Namensschilder Flipchart: Tagesordnung	5
Besprechung der Aktivitätsprotokolle	Arbeitsblatt 1.5: »Stimmungsprotokoll« Arbeitsblatt 1.1: »Leitfaden zur Auswertung der Aktivitätsprotokolle«	30
Psychoedukation zum Grübeln	Flipchart Arbeitsblatt 3.1: »Wann und worüber grübele ich?«	10

Tabelle 4.4 (Fortsetzung)

Kurselement	Materialien	Dauer (min)
Psychoedukation zu Anti-Grübel-Strategien	Flipchart: Anti-Grübel-Strategien Arbeitsblatt 3.2: »Antigrübelstrategien« Kardamonkapseln für Achtsamkeitsübung	20
Selbstverpflichtung zu Anti-Grübel-Strategien	Arbeitsblatt 3.2: »Selbstverpflichtung«	5
Psychoedukation zur Vielfältigkeit planbarer Aktivitäten	Arbeitsblatt 3.2: »Aktivitäten richtig planen«	5
Planen der Aktivitäten für die kommende Woche	Arbeitsblatt 1.5: »Stimmungsprotokoll«	20
Hausaufgaben und Verabschiedung	Arbeitsblatt 3.1, Arbeitsblatt 3.2	5

Besprechung der Hausaufgaben/Wochenpläne

Nach kurzer Prüfung der Verlaufsdiagnostik, werden als Erstes die in der vorherigen Sitzung geplanten Aktivitäten besprochen. Der Leitfaden zur Besprechung von Wochenplänen (s. AB 1.1.) stellt hierfür eine nützliche Orientierungshilfe dar. Hürden bei der Umsetzung sollten herausgegriffen werden und kommen in der Planung für die kommende Woche wieder zum Tragen. Bei erlebter Überforderung hat sich oft das Bild »riesiger Berg vs. kleine Maulwurfshügel« als hilfreich zur Bildung von Teilzielen erwiesen: Es ist nicht einfach, einen großen Berg abzutragen, aber wenn man den Berg als eine Ansammlung kleiner Maulwurfshügel sieht, welche man Stück für Stück abträgt, hat man den Berg letztlich auch »abgearbeitet«.

Wenn der Patient entmutigt ist, weil nicht alles so wie geplant funktioniert hat, sollte der Therapeut für das, was funktioniert hat, verstärken. Wichtig ist, dass der Patient überhaupt beginnt, seine Aktivitäten zu steigern. Des Weiteren sollte betont werden, dass auch Misserfolge bzw. das Verstehen ihres Zustandekommens brauchbare Informationen für die erfolgreiche Planung und Durchführung weiterer Aktivitäten bereitstellen. Eventuell müssen individuelle Ziele in noch kleinere Einheiten eingeteilt werden, um eine erfolgreiche Bearbeitung zu ermöglichen. Außerdem sollte eine gewisse Flexibilität suggeriert werden, vor allem im Umgang mit Hindernissen (»Wenn es an diesem Tag nicht funktioniert, wann versuchen Sie es das nächste Mal?«). Wurde keine der geplanten Aktivität durchgeführt, sollte der Therapeut weiter zum Ausprobieren und ggf. Umformulieren der Teilziele ermutigen. Die innere Haltung der Therapeuten ist dabei zugewandt und sachlich. Zu viel positive Verstärkung sollte in diesem Kontext jedoch vermieden werden, denn dies würde bedeuten depressives Verhalten zu verstärken. Positive Verstärkung sollte für erkennbares Bemühen und aktives, erprobendes, ggf. auch mutiges Verhalten reserviert bleiben.

Grübeln als Verhalten

Es ist an diesem Punkt meist schon aus den vorangegangenen Sitzungen bekannt, ob und wie stark das depressive Grübeln eine Rolle beim Patienten spielt. Nun wird dieser Vorgang ebenfalls als »Verhalten« (nicht sichtbares, verdecktes, privates Verhalten) eingeordnet und der Patient kann eigene Erfahrungen über das Wann und Worüber des Grübelns sowie dessen Konsequenzen berichten. Anhand dieser Beispiele soll das subjektiv zirkuläre, nicht zielgerichtete, passive Charakter des Ruminierens verdeutlicht und der Kontrast zum aktiven, strukturierten Problemlösen herausgearbeitet werden. Insbesondere die negativen Wirkungen des Grübelns (Aufschieben von Verpflichtungen, Langsamkeit, Rückzug, Vermeiden von Emotionen) sollten deutlich werden. Es bietet sich hier an, eine Sammlung von Stichworten zum Thema Grübeln am Flipchart vorzunehmen. Als weitere Ergänzung kann Arbeitsblatt 3.1 ausgeteilt werden.

Aktiv werden gegen Grübeln

Nachdem eine Definition und Beispielsammlung zum Thema Grübeln erfolgt ist, werden nun verschiedene Möglichkeiten vorgestellt, um im Sinne der Verhaltensaktivierung nicht mehr passiv und zurückgezogen zu grübeln, sondern aktiv mit dem Grübeln umzugehen. Dem kann eine kurze Diskussion mit dem Disputationsziel vorausgehen, dass man Grübeln zwar niemals vollständig aus dem Leben verbannen kann, dass es aber einen großen Unterschied macht, ob man sich unter die Kontrolle der Grübelgedanken begibt oder aktiv Alternativen verfolgt.

Dazu werden fünf Strategien zum Umgang mit Grübelgedanken am Flipchart angeschrieben (s. auch AB 3.2). Falls der Patient im Vorfeld bereits über Strategien berichtet hat, welche er erfolgreich gegen das Grübeln eingesetzt hat, sollten diese unbedingt mit aufgenommen werden.

Übersicht

Anti-Grübel-Strategien

- **Zwei-Minuten-Regel:** Diese Regel beinhaltet, nach zwei Minuten des Grübelns zu hinterfragen, ob das Grübeln hilfreich war und man einer Problemlösung nähergekommen ist. Ist dies nicht der Fall, sollte versucht werden, das Grübeln mithilfe der unten angeführten Strategien zu beenden.
- **Aktive Ablenkung**: Bedeutet, sich bei aufkommenden Grübelgedanken mit etwas anderem zu beschäftigen bzw. sich abzulenken. Dies kann abhängig von der Situation eine körperliche oder geistige Ablenkung sein. Beispiele: ein Kreuzworträtsel lösen, eine Einkaufsliste schreiben, einen Freund anrufen, Blumen gießen.
- **Probleme lösen**: Hier soll vor allem auf die nächste Sitzung (Sitzung 4) verwiesen werden, die sich schwerpunktmäßig mit Problemlösestrategien beschäftigt.

Diese Strategien sollen dann eingesetzt werden, um eine Lösung von Problemen aktiv herbeizuführen, anstatt nur passiv über diese zu grübeln.

- **Refokussierung**: Bedeutet, die Aufmerksamkeit weg von den Grübelgedanken, wieder hin zur vorliegenden Aufgabe zu führen. Dabei kann zum Beispiel ein innerer Monolog bezüglich der nächsten Teilschritte der vorliegenden Aufgabe helfen. Beispiel: »Zuerst sollte ich alle E-Mails von Mitarbeitern aus dem aktuellen Projekt lesen, danach die Mail von meinem Chef, um dann ggf. dessen weitere Anweisungen bereits in meine Antwortmail an die Kollegen einfließen zu lassen«.
- **Achtsamkeit**: Bedeutet, sich achtsam den aktuellen Sinneswahrnehmungen zu widmen, anstatt zu grübeln. Beispiele: Beim Spazierengehen die Struktur des Bodens aktiv wahrnehmen, beim Mittagessen den Geschmack, Geruch und die Konsistenz einzelner Speisekomponenten wahrnehmen.

Gegebenenfalls kann eine Übung zur Achtsamkeit in der Sitzung angeboten werden. Eine Übung, die sich durch ihre leichte Umsetzung bewährt hat, ist die Kardamom-Kapsel-Übung. Dabei wird der Patient gebeten, seine Augen zu schließen. Der Therapeut legt daraufhin dem Patienten eine Kardamomkapsel in die Hand und leitet ihn dazu an, die Kapsel zu betasten, an ihr zu riechen und zu hören, vorsichtig auch die Kapsel an den Mund zu führen und diese zu schmecken. Zumeist hat diese Übung einen entspannenden Effekt. Die meisten Patienten können sich gut auf die Aufgabe konzentrieren und bestätigen, dass ihnen während der Übung keine anderen Gedanken (auch keine Grübelgedanken) durch den Kopf gegangen sind. Sollte der Patient bereits Erfahrung mit dem Thema Achtsamkeit gemacht haben, kann der Therapeut dies einbinden, von Erfahrungen berichten lassen und den Patienten bestärken, die Methoden wieder anzuwenden.

Hinweis. Häufig äußern Patienten an diesem Punkt Zweifel an der Wirksamkeit der vorgestellten Strategien; dann sollte stets auf den experimentellen Charakter der Übungen hingewiesen und die Wichtigkeit mehrmaligen Ausprobierens betont werden. Es kann der Hinweis auf die Bildung von Strategieketten (analog Skills-Ketten aus der Dialektisch-Behavioralen-Therapie) gegeben werden, um den kurzfristigen Charakter der einzelnen Strategien zu verbinden. Im Endeffekt steht an diesem Punkt therapeutisch nicht das »Loswerden« des Grübelns, sondern vielmehr eine Steigerung der Selbstwirksamkeit durch erlebbare Kontrolle über ein scheinbar unkontrollierbares »Verhalten« im Vordergrund.

Beispiel

Grübeln bemerken

Grübeln ist weder von außen gut beobachtbar, noch für Patienten immer ohne weiteres zu bemerken. Das bewusstere Wahrnehmen des Grübelns, das durch Sitzung 3 provoziert wird, kann deshalb allein schon eine erhebliche Korrektur der

Grübel-Gewohnheiten stimulieren. Eine zusätzliche Protokollierung der Grübelzeiten kann in das Wochenprotokoll aufgenommen werden, um diesen Prozess zu fördern. Ein Beispiel:

Frau H. ist eine 22-jährige arbeitslose Mutter eines 2-jährigen Kindes, die seit mehreren Jahren unter einer starken Antriebslosigkeit, Niedergeschlagenheit und sozialen Ängsten leidet. In der Therapie gab sie an, viel über alles Mögliche zu grübeln und ständig Situationen wieder und wieder im Kopf durchzugehen und zu bewerten, wie sie abgeschnitten habe. Mit Frau H. wurde in der dritten Sitzung der Verhaltensaktivierung vereinbart, einmal genau zu protokollieren, wann und wie lange sie grübele und zu versuchen, die oben beschriebenen Strategien anzuwenden.

In der kommenden Sitzung wurde das Aktivitätsprotokoll mit Frau H. besprochen und sie berichtete, sie grüble immer abends, wenn ihr Sohn im Bett liege. Tagsüber habe sie keine Zeit dafür, da sie sich um den Haushalt und ihren Sohn kümmere, aber abends, wenn er im Bett liege und sie nichts mehr mit sich anzufangen wisse und sich deshalb auf das Sofa vor den Fernseher setze, kämen die Grübelgedanken. Dabei sei es ihr auch nicht nachhaltig gelungen, die Anti-Grübel-Strategien anzuwenden. Mit Frau H. wurde erarbeitet, dass dieses abendliche Auf-dem-Sofa-Sitzen eine Risikosituation für das Grübeln darstelle. Sie entschied sich dafür, dem zukünftig von vornherein aus dem Weg zu gehen, indem sie sich abends etwas vornehme.

In der darauffolgenden Woche berichtete Frau H., dass dies zwar nicht jeden Abend geklappt habe, da sie nicht immer gewusst habe, was sie machen solle, aber sie habe das Grübeln zumindest an zwei Tagen in dieser Woche vermeiden können. Die Steigerung von 7x Grübeln pro Woche auf 5x Grübeln pro Woche (innerhalb einer Woche) schrieb sie farbig in ihr Aktivitätenprotokoll – ein Einstieg in neues Verhalten.

Selbstverpflichtung Anti-Grübel-Strategien

Im Anschluss an die Erläuterung und Demonstration einzelner Möglichkeiten, aktiv gegen Grübeln vorzugehen, soll sich der Patient nun zum Ausprobieren dieser Strategien verpflichten. Er sollte ein bis zwei Strategien wählen, die er neu in sein Verhaltensrepertoire integrieren möchte (s. AB 3.2). Über die Erfahrungen kann in der nächsten Sitzung ein Austausch erfolgen.

Planen der Aktivitäten für die kommende Woche

In dieser Sitzung hat der Patient bereits Erfahrung mit der Führung der Wochenprotokolle und mit der Realisierbarkeit eigener Vorhaben sammeln können. Darauf aufbauend sollen nun für die Zeit bis zur nächsten Sitzung wieder neue Aktivitäten geplant bzw. beibehalten werden (Austeilen des Wochenprotokolls, s. AB 1.5). Orientiert an der individuellen Werteaufstellung soll der Patient bis zu fünf neue Aktivitäten planen, wobei der Therapeut Hilfestellung bzgl. Realisierbarkeit, Umgang mit Hürden sowie Belohnungsmöglichkeiten gibt. Eine sinnvolle Erweiterung des

Protokolls ist es, wenn die täglichen Grübelzeiten protokolliert werden, da dies die Agenda der Stunde unterstreicht (Grübeln ist abhängig vom eigenen Verhalten) und auch Erfolgserlebnisse im Hinblick auf den verbesserten Umgang mit dem Grübeln besser sichtbar macht.

Fehler und Fallen. Eine häufig auftretende Frage an dieser Stelle ist: Wann ist das Nachdenken über Probleme Problemlösen und wann ist es Grübeln? Diese Frage ist nicht immer eindeutig zu beantworten. Als Faustregel kann man sich hier an der -Zwei-Minuten-Regel orientieren und sich nach zwei Minuten fragen: Bin ich der Lösung des Problems nähergekommen? Ist dies nicht der Fall, ist das Nachdenken als Grübeln zu bewerten und zu beenden.

4.3.3 Besonderheiten im Gruppensetting

Besprechung der Hausaufgaben/Wochenpläne

Die Besprechung der Hausaufgaben findet im Plenum statt. Dabei sollte sich die Gruppe einigen, welcher Teilnehmer die Runde eröffnet. Grundsätzlich erfragen die Therapeuten dabei zunächst die Stimmung in der letzten Woche. Zum Beispiel in Form der Frage, bei welcher Aktivität die Stimmung in der letzten Woche am besten bzw. am schlechtesten war. Im Anschluss erfolgt die Besprechung der in der vorherigen Sitzung geplanten Aktivitäten.

Haben einzelne Patienten ihren Plan nicht schaffen können und zeigen sich deswegen entmutigt, sollten die Therapeuten darauf achten, dass sie sich aufgrund der Nichterfüllung ihrer Vorhaben nicht aus der Gruppe ausgeschlossen fühlen. Im Verlauf sollte jeder Teilnehmer ungefähr gleich viel Zeit für die Besprechung haben; die Therapeuten achten hierbei auf möglicherweise zu ausschweifende Erzählungen und begrenzen die Redebeiträge.

4.4 Sitzung 4: aktives Problemlösen und Vermeidung überwinden

Motto: »Beklage nicht, was nicht zu ändern ist, aber ändere, was zu beklagen ist.«
(Shakespeare)

4.4.1 Ziele der Sitzung

Vermeidungsverhalten kann bei depressiven Störungen auf verschiedenen Ebenen ausgeprägt sein. Die Vermeidung kann gleichermaßen die Ebene offenen Verhaltens betreffen (zum Beispiel Vermeidung sozialer Kontakte, körperlicher Aktivität, von etwas Neuem oder Ungewohntem) als auch den Umgang mit bestimmten Themen und den durch sie evozierten Emotionen. Durch dieses vermeidende Verhalten bleiben Aufgaben und Verpflichtungen, aber auch soziale und interpersonelle Konflikte oft über längere Zeit ungelöst, was das Erleben von Belastung erhöht und oft in einer

Teufelskreislauf mit weiterer Vermeidung (auch mit exzessiven TV-oder Internet-Konsum, Substanzkonsum u. a.) und entsprechenden Folgeproblemen mündet. Die scheinbare Inaktivität lässt sich oft als vermeidendes Verhalten verstehen, und um das vermeidende Verhalten Schritt für Schritt reduzieren zu können, bedarf es verbesserter Kompetenzen im Umgang mit Problemen.

In dieser Einheit wird deshalb der aktive Umgang mit Hindernissen und Problemen vertiefend dargestellt. Der Patient soll durch gemeinsame Erarbeitung des Problemlöseprozesses nach D'Zurilla und Goldfried (1971) einen konkreten Leitfaden zur Bewältigung eigener Probleme erhalten. Ein wichtiger Bestandteil dieser Sitzung ist außerdem die Identifizierung »geeigneter« Probleme für die aktive Problemlösung, um das Kontrollerleben des Patienten erfolgreich zu steigern und die Identifikation typischer Barrieren/Vermeidungsstrategien.

4.4.2 Sitzungsinhalte

Tagesordnung

Tabelle 4.5 Tagesordnung

Kurselement	Materialien	Dauer (min)
Begrüßung und kurzer Überblick über den Ablauf der Sitzung, Ausfüllen der Fragebögen zur Verlaufsdiagnostik	Ablaufplan für die Sitzungen (Flipchart) * nur für Gruppensetting: ggf. Namensschilder BDI, BADS	5
Besprechung der Wochenpläne	Arbeitsblatt 1.5: »Stimmungsprotokoll«	30
Rückblick auf das Thema Grübeln	Flipchart »Grübeln« aus der letzten Sitzung	5
Problemlösen als aktive Bewältigungsform von Hindernissen	Flipchart »Problemlösen« Arbeitsblatt 4.1: »Aktives Problemlösen«	20
Konkrete Planung einer individuellen Problemlösung	Arbeitsblatt 4.1: »Welches Problem gehe ich in der kommenden Woche an?«	10
Planen der Aktivitäten für die kommende Woche	Arbeitsblatt 1.5: »Stimmungsprotokoll«	15
Hausaufgabe und Verabschiedung	Arbeitsblatt 4.1	5

Rückblick auf das Thema Grübeln

Nach der Begrüßung und der Auswertung der Aktivitäten-/Stimmungsprotokolle wird der Patient zunächst nach seinen Erfahrungen mit den Anti-Grübel-Strategien gefragt. Danach folgt ein kurzer Rückblick auf das Thema Grübeln (durch den Patienten oder den Therapeuten). Dieser dient als Einleitung des inhaltlichen Teils der Sitzung. Indem noch einmal kurz wiederholt wird, was den Grübelprozess ausmacht (z. B. durch nochmaliges Eingehen auf die Flipchartaufzeichnungen der letzten Sitzung), wird das Problemlösen als aktives, strukturiertes Herangehen an bisher vermiedene Problemlösungen dazu in Kontrast gestellt. Es handelt sich hierbei um ein lösungs- und zielorientiertes Vorgehen, das ebenfalls werteorientiert eingesetzt wird.

Problemlösen als aktive Bewältigungsform von Hindernissen

Eine wichtige Vorarbeit zum Problemlösemodell stellt zunächst die Unterscheidung zwischen Primär- und Sekundärproblemen (nach Martell et al., 2010) dar: Primärprobleme sind Lebensereignisse (Jobverlust, Tod Angehöriger, ...), die der Patient weniger stark beeinflussen kann, die aber häufig die Depression mit ausgelöst haben. Sekundärprobleme betreffen häufig eher die Aufrechterhaltung der depressiven Symptome und treten als Bewältigungsversuch der erlebten depressiven Verstimmung auf (z. B. sozialer Rückzug, Vermeidungsverhalten, Substanzmissbrauch, ...). Um Selbstwirksamkeitserleben zu ermöglichen und die Kontrolle über das eigene Verhalten zu verdeutlichen, sollten im Folgenden vorzugsweise Sekundärprobleme herangezogen werden.

Das Problemlösemodell nach D'Zurilla und Goldfried (1971) (s. Abb. 4.8) wird am Flipchart angezeichnet und die einzelnen Komponenten kurz benannt. Danach wird das Prinzip an einem Patientenbeispiel verdeutlicht, wofür Arbeitsblatt 4.1 genutzt wird. Es hat sich gezeigt, dass die Formulierung eines konkreten Problems der Schritt ist, der den Patienten am schwersten fällt. Hier ist es essenziell, darauf zu achten, dass das Ziel oder die Absicht konkret, von angemessener Schwierigkeit und realisierbar sind. Der Patient soll Probleme in verhaltensbezogener Sprache darlegen lernen und den Kontext betrachten, in dem die Probleme auftreten (nicht: »Ich fühle mich schlecht«, sondern schildern, wann das Problem, für wie lange, wie häufig, wo etc. aufritt).

Der Patient wird dazu aufgefordert, bis zu zwei Probleme konkret zu formulieren, welche er mithilfe des Problemlöseansatzes bearbeiten will. Dann wird gemeinsam mit dem Patienten ein Ideenpool erarbeitet. Der Therapeut kann dabei Ideen einbringen, die der Patient abwägt. Der Therapeut erkundigt sich zum Schluss beim Patienten, ob er das Gefühl hat, nun eine Idee für einen nächsten Schritt zu haben und kündigt an, dass in der nächsten Stunde eine gemeinsame Auswertung stattfinden wird.

Den meisten Menschen bereitet es große Schwierigkeiten, Ziele zu formulieren. Als Hilfsmittel dafür kann man die SMART-Regel nehmen (Doran, 1981). Die wissenschaftliche Fundierung für ein derartiges Vorgehen ist außerordentlich solide. Zahlreiche Studien belegen den Wert der so genannten Durchführungsabsichten (implementation intentions). Für Übersichten zur wissenschaftlichen Befundlage siehe zum Beispiel Gollwitzer (1999).

Tabelle 4.6 SMART-Regeln

Spezifisch	Das Ziel muss eindeutig definiert sein.
Messbar	Das Ziel muss messbar sein.
Ansprechend	Das Ziel muss erstrebenswert sein.
Realistisch	Das Ziel muss möglich und realisierbar sein.
Terminiert	Das Ziel muss zeitgebunden sein (ggf. mit Deadline).

Beispiel

Anwendung der SMART-Regel in Bezug auf Verhaltensaktivierung bei Depression

Ziel: Um mich wieder mehr sozial eingebunden zu fühlen, möchte ich meine vorhandenen sozialen Kontakte aktivieren, indem ich zwei alte Freunde bis Freitag diese Woche anrufe.

Spezifisch bedeutet, dass die Ziele klar definiert sein sollen in Hinblick auf das Was, Wie und Warum. Beispiel: Was? Soziale Kontakte aktivieren. Wie? Indem alte Freunde angerufen werden. Warum? Um sich sozial wieder mehr eingebunden zu fühlen.

Messbar bedeutet, dass es eine klare Evidenz geben muss, ob man das Ziel erreicht hat bzw. ob man der Zielerreichung näher gekommen ist. Im Beispiel: Ob bis Freitag (Zeitkriterium) zwei (Umfangskriterium) alte Freunde angerufen wurden, lässt sich leicht feststellen/messen.

Ansprechend bedeutet, dass das Ziel für die Person erstrebenswert sein soll, um die nötige Motivation zur Erreichung zu mobilisieren. Beispiel: Sozial eingebunden sein ist für die meisten Menschen wichtig, um sich gemocht oder gebraucht zu werden. Zwei alte Freunde anzurufen dürfte mit einer hohen Wahrscheinlichkeit für die Person (wenn sie sich einmal dazu aufgerafft hat) angenehm sein.

Realistisch bedeutet, dass das Ziel zwar herausfordernd sein darf, aber dennoch realistisch erreichbar. Man sollte für das Ziel also die nötigen Kompetenzen und Voraussetzungen ausweisen. Beispiel: Zwei Personen innerhalb einer Woche anrufen ist machbar.

Terminiert bedeutet, dass das Ziel mit einem Zeitrahmen verbunden ist, was eine gewisse Dringlichkeit und damit auch die Relevanz des Ziels deutlich macht. Beispiel: »bis Freitag diese Woche« gibt eine zeitliche Frist vor.

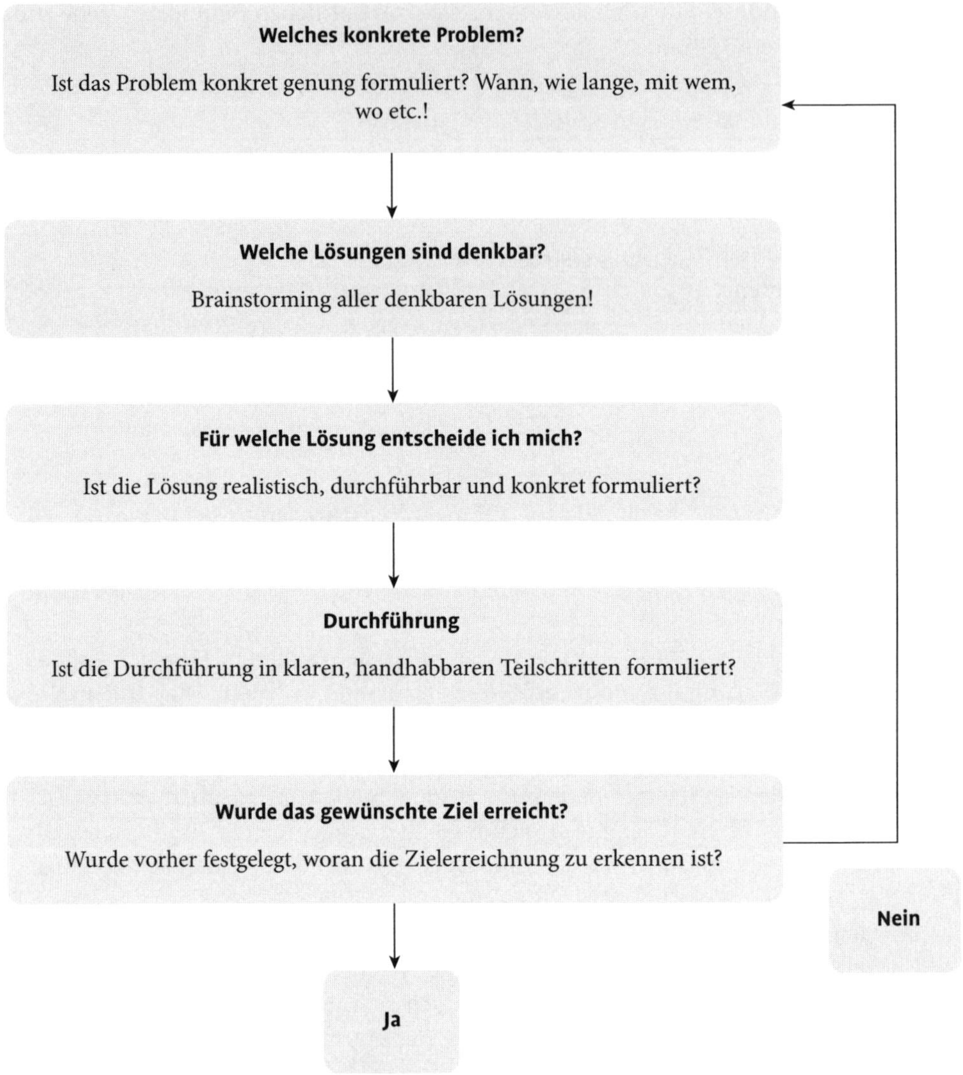

Abbildung 4.8 Problemlösemodell (nach D'Zurilla & Goldfried, 1971).

Problemlösen und Vermeidung

Vermeidung ist einer der häufigsten Gründe, warum Probleme nicht gelöst werden und Patienten Dinge nicht tun, die ihnen eigentlich Spaß machen oder die gut für sie wären. Deswegen spielt das Bearbeiten von Vermeidungsverhalten für das Problemlösen eine zentrale Rolle.

Wie bemerkt man, ob ein Patient vermeidet? Der Therapeut sollte besonders auf Verhaltensweisen beim Patienten achten, mit dem dieser unangenehme Zustände umgeht oder verhindert, dass etwas für ihn Unangenehmes passiert, selbst wenn nur angenommen wird, dass etwas Unangenehmes geschehen könnte. Vermeidungsverhalten umschließt beispielsweise, wenn ein Patient seine Post nicht mehr liest, aus Angst, hohe Rechnungen darin zu finden. Die langfristig negativen Konsequenzen dieses Verhaltens liegen auf der Hand: Der Patient wird in der Tat Rechnungen oder andere wichtige Post übersehen und deswegen letztlich Probleme mit Ämtern oder Geschäften bekommen.

Oft ist es für die Patienten erleichternd, wenn der Therapeut das Dilemma erkennt, in welchem sich der Patient befindet: Er befindet sich in einer unangenehmen Situation, hat aber ebenso Angst vor der Herausforderung der Veränderung, die ggf. schief gehen und in einer Enttäuschung enden könnte. Der Therapeut darf dabei nicht vergessen, dass depressive Patienten tatsächlich in ihrer Problemlösefähigkeit eingeschränkt sind im Vergleich zu Personen ohne Depression (Fossati, Ergis, & Allilaire, 2002). Umgekehrt ist es wichtig, dass der Patient sich in der Therapie wohlfühlt und dort eine gute Stimmung gefördert wird, denn in guter Stimmung steigt die Problemlösekompetenz deutlich.

! Eine Besonderheit besteht bei Patienten mit ängstlich-vermeidender Persönlichkeit. Bei diesen sollte der Therapeut stets darauf achten, ihnen nicht mit Vorschlägen und Hinweisen »die Arbeit abzunehmen«, sondern ihnen mit offen gestellten Fragen, wie beispielsweise »Was können Sie dann tun?«, möglichst viel eigene Verantwortung für ihr Handeln zu übergeben.

Um Vermeidungsverhalten zu modifizieren, wird ferner zunächst der Blick des Patienten geschärft, Probleme konkret zu definieren, weg von »Ich fühle mich schlecht«, hin zu »Als ich die Rechnungen gesehen habe, fühlte ich mich überfordert und wusste nicht, wie ich das Geld aufbringen soll. Ich wurde überrannt von der Angst vor der Zukunft und den vielen Dingen, die ich nun beachten muss«. Im Sinne des aktiven Problemlösens ist mit Patienten, die zu Vermeidungsverhalten neigen, nun nicht nur eine Sammlung von möglichen Problemlösungen notwendig, sondern auch genau zu definieren, was es für Barrieren bei diesen gibt, da diese dem (oft lange eingeübten) Vermeidungsverhalten in die Hände spielen. Dies gilt im Übrigen auch für das Planen von Aktivitäten generell: Wird häufiger Vermeidungsverhalten beobachtet, gilt es, die Barrieren für aktives Verhalten zu identifizieren und zu überwinden. Der Therapeut unterstützt den Patienten dabei, indem er zunächst validierend darauf aufmerksam macht, dass es sich hier um Vermeidungsverhalten handelt, und den Patienten anleitet, alternatives Verhalten zu finden und anzuwenden.

Übersicht

Vermeidungsverhalten verstehen (nach Martell et al., 2010)

Die Arbeit mit Patienten mit starkem Vermeidungsverhalten kann für Therapeuten frustrierend sein. Die folgenden Fakten helfen, die Patienten bezüglich ihrer Vermeidungstendenzen zu verstehen und ihnen offener und neutraler zu begegnen:

- Menschen hören unter Umständen auf, bestimmtes Verhalten zu zeigen, wenn dieses nicht mehr verstärkt oder sogar bestraft wird.

- Vermeidungsverhalten wird immer negativ verstärkt, da in einer für die Patienten unangenehmen Situation die damit verbundenen unangenehmen Gefühle durch Flucht und Vermeidung wegfallen.
- Für viele Depressionspatienten ist es aversiv, die Kraft aufzubringen, um die Antriebslosigkeit zu überwinden oder sich mit Problemen oder depressiven Symptomen auseinanderzusetzen. Auch dies wirkt als negative Verstärkung für Vermeidungsverhalten.
- Depressionspatienten sind in ihrer Problemlösefähigkeit eingeschränkt, weshalb es ihnen schwerer fällt als gesunden Menschen, ihre Probleme aktiv anzugehen und zu lösen.
- Depressives Verhalten, darunter auch Vermeidungsverhalten, fühlt sich für die Patienten natürlich an – es entspricht ihrem Bedürfnis, sich von der Welt zurückzuziehen, um Kraft zu sammeln. Verhaltensweisen, die dem entgegen wirken, fühlen sich unnatürlich an und werden von den Patienten zunächst als falsch, »wie eine Lüge« empfunden.

Hilfestellungen

Bei dieser, in dem Kasten beschriebenen Ausgangslage stehen therapeutisch wieder zahlreiche Varianten zur Verfügung. Das Wahrnehmen und Verstehen des Grundgefühls von »ich kann nicht« steht dabei am Anfang: Ja, so fühlt es sich an. Aber, wie immer beim systematischen Problemlösen, es gibt einen Schritt (der klein genug ist, für den die Gelegenheit gerade günstig ist, etc.), den man trotzdem tun kann. Wir empfehlen, bei der Verhaltensaktivierung einige wenige Regeln zu implementieren, auf die in der Therapie immer wieder rekurriert werden kann; hier zum Beispiel: Probieren geht über Studieren. Dass sich während einer depressiven Episode ein neuer Schritt intuitiv (noch) nicht gut anfühlt, ist Teil der Symptomatik; keine neue Information. Ob der (zuvor ausgewählte) Schritt gut war, wertet man erst aus, wenn er erfolgt ist.

Positive Stimmung. Beim Problemlösen ist ferner empirisch nachgewiesen, dass die Lösungsideen (und auch die Erfolgserwartungen) mit der Stimmung assoziiert sind. Bei positiver Stimmung entstehen mehr und bessere Lösungsideen. Diesen Grundsatz macht man sich zum Beispiel systematisch im Rahmen der positiven Psychotherapie zu Nutze. Wenn Patienten sagen, in der Sitzung erschienen ihnen die Probleme leichter lösbar als später alleine zu Hause, so ist das nicht weiter überraschend, solange in der Sitzung gute Stimmung, vielleicht vermittelt durch Ermutigung und Humor des Therapeuten, herrscht. Therapeutische Schlüsse, die man daraus ziehen kann:

(a) Die geplanten Lösungsversuche könnten das »Momentum« aus der Therapie nutzen und sollten recht bald erfolgen, zum Beispiel noch am selben Tag. Patienten könnten,
(b) soziale Kontakte wieder aktivieren, die bei ihnen in ähnlicher Weise gute Stimmung auslösen (vgl. Sitzung 5), oder sie könnten
(c) selbst Dinge tun, die sie in bessere Stimmung versetzen.

> Humor und die Förderung guter Stimmung sind gute Mittel, um die Problemlösekompetenz, insbesondere das Finden von weiteren Lösungsalternativen, zu unterstützen.

Positive Imaginationen. In der Studie von Renner et al. (2017) wurden Patienten mit Audioaufnahmen von Alltagssituationen konfrontiert, bei denen sie die Aufgabe hatten, sich selbst vorstellen, als seien sie aktiv in die Situation involviert. Alle Szenen fingen neutral oder ambivalent an, enden aber positiv. Ein Beispiel: »Sie haben sich zu einem morgendlichen Lauf mit einem Freund verabredet, aber als sie aufwachen, fühlen sie sich träge und müde. Sie entscheiden sich aber trotzdem, das zu machen und kurz nachdem sie angefangen haben, fühlen sie sich zunehmend beschwingt und voller Energie.« In einem anderen Teil des Programms betrachteten die Teilnehmer Fotos mit unklaren Situationen, die aber jeweils mit einigen Worten kombiniert waren, die eine positive Auflösung der Situation erwarten ließen. Die Teilnehmer wurden angehalten, sich intensiv vorzustellen, wie es zur positiven Lösung kam. In der Kontrollbedingung mussten sich die Teilnehmer mit den gleichen Aufgaben beschäftigen, jedoch wurden die Teilnehmer in jeweils 50% der Fälle zu entweder einer positiven oder einer negativen Vorstellung instruiert. Zwar verbesserten beide Gruppen nach vier Wochen ihren Aktivitätslevel, aber der Einstieg in die Aktivität gelang der Gruppe mit positiven Imaginationen signifikant früher. Training mit positiven Imaginationen könnte als die Schwelle zu neuem aktiverem Verhalten senken.

Planen der Aktivitäten für die kommende Woche

Der Patient plant mithilfe von Arbeitsblatt 1.5 Aktivitäten für die kommende Woche. Ein Schwerpunkt soll hierbei auf neu erarbeiteten Strategien wie Problemlösen und (weiterhin) dem aktiven Umgang mit Grübeln liegen. Aufgabe des Therapeuten ist es, unterstützend zu arbeiten, konkrete Nachfragen bzgl. unklar formulierter Teilziele zu stellen und den Rückbezug zu Werten herzustellen. Es sollte wiederum auf kleinschrittige, konkrete, realistische Planung geachtet werden; gemeinsam sollten Therapeut und Patient versuchen, Hürden und Barrieren zu antizipieren und Lösungen zum Umgang mit diesen generieren.

Beispiel

Ein SMART formuliertes Ziel lässt sich erreichen und hat Verstärkerwert!

Am Anfang einer Therapie haben die Patienten häufig nur eine vage, intuitive Vorstellung davon, was sie durch die Therapie erreichen möchten. So berichtete beispielsweise eine unserer Patienten in der Gruppensitzung, sie möchte nicht mehr so müde und gestresst fühlen. Auf die Frage der Therapeuten, wann genau sie sich gestresst fühle, erzählte sie, sie habe häufig einen sehr vollen Terminplan und sehe es als ihre Aufgabe an, alle Tagesziele zu erreichen und alle Tagesaufgaben zu erledigen. Dabei bliebe ihr häufig nicht einmal Zeit zum Essen, und Schlaf bekomme sie auch nicht genügend.

Ein weiterer Patient der Gruppe fragte daraufhin, ob sie sich denn keine Pausen einplane. Er als Lehrer wisse, wie wichtig Pausen sind, um das Gleichgewicht zwischen Arbeit und Ruhe zu halten, ohne das er ebenfalls nicht arbeiten könne. Die Patientin überlegte kurz und stellte daraufhin fest, dass sie tatsächlich nie Pausen oder Ruhezeiten einplane. Gemeinsam mit ihr und der Gruppe erarbeiteten die Therapeuten, dass ein Weg zu weniger Stress und Müdigkeit für diese Patientin wäre, mehr Pausen in den Tagesplan einzubauen und sich auch mal zu erlauben, etwas nicht zu schaffen.

Das ursprüngliche Ziel der Patientin war: Ich möchte mich weniger müde und gestresst fühlen.

Gemeinsam mit der Gruppe wurde das SMARTe Ziel erarbeitet: Ich möchte mich in der nächsten Woche weniger müde und gestresst fühlen, indem ich jeden Tag mindestens 2 Pausen à 30 Minuten und mindestens 6 Stunden Schlaf pro Nacht einplanen.

Fehler und Fallen. Mitunter bringen Patienten an dieser Stelle Probleme an, die nicht gelöst werden können oder sie behaupten, die Lösung des Problems würde alles noch schlimmer machen. Dies ist als Vermeidungsverhalten zu verstehen und entsprechend der im Abschnitt zur Vermeidung genannten Techniken zu bearbeiten. In der Tat gibt es selbstverständlich Probleme, die nicht direkt und sofort gelöst werden können, beispielsweise ein Scheidungskonflikt. Hier gilt es, nach Unterproblemen oder konkretem Problemverhalten Ausschau zu halten, welche durch die betroffene Person selbst gelöst bzw. geändert werden können.

Fallbeispiel

Herr E. stellte sich in der Ambulanz vor wegen ständiger Niedergeschlagenheit und Antriebslosigkeit. Trotz der Tatsache, dass die Prüfungen in seinem Studium immer näher rückten, sei er seit Wochen nicht in der Universität gewesen. Von allen bisherigen Prüfungen in diesem Semester habe er sich kurz vorher jeweils abgemeldet, weil er nicht lernen könne und sich überfordert fühle.

In der Gruppentherapie zur Verhaltensaktivierung wurden mit Herrn E. Hürden und Barrieren herausgearbeitet, die es ihm schwer machen, regelmäßig zur Universität zu fahren, sowie damit verbunden Strategien (Verhaltensstrategien und positive Gedanken), mit denen er es sich erleichtern kann.

Herr E. konnte diese Strategien nicht richtig annehmen und äußerte, dass es ohnehin nichts bringen würde, zur Universität zu fahren, denn wenn er einmal dort sei, würde er sich nur jedes Mal darüber ärgern, dass er es in den letzten Wochen nicht geschafft habe, obwohl es doch so einfach sei. Dann sei es doch besser, gleich zu Hause zu bleiben und sich nicht zu ärgern.

Auf Herrn E.s Äußerung wurde zunächst validierend eingegangen, indem die Therapeutin sagte: »Wenn Sie sich in der Uni so sehr über die vergangenen Fehlschläge ärgern, kann ich verstehen, dass Sie sich dem nicht gern freiwillig aussetzen.

Und je mehr Fehlschläge hinzugefügt werden, desto schwerer wird es.« Dann wurde das Verhalten mit der so genannten Advocatus Diaboli Technik hinterfragt: »Bedeutet das nun, Sie sollten nie wieder die Uni besuchen, damit dieses unangenehme Gefühl nicht wieder hochkommt?«, was der Patient dann doch verneinte. Auf die Frage der Therapeutin: »Was machen wir da denn nun draus?« sagte ein weiterer Patient, dass es ja nichts bringe, mit dem Kopf in der Vergangenheit hängen zu bleiben, sondern man müsse in der Gegenwart schauen, was man gerade eben geschafft hat. Nach anfänglichem Zögern konnte Herr E. das annehmen und es wurde gemeinsam beschlossen, mit Hilfe der Anti-Grübel-Strategien auf dieses »Hängenbleiben« zu reagieren, sobald Herr E. es das nächste Mal in die Universität geschafft habe.

Findet der Patient keine zufriedenstellende Lösung, kann es auch eine wichtige Erkenntnis sein, dass die Lösung des Problems eventuell für den Patienten noch nicht »dran« ist oder es tatsächlich noch nicht möglich ist, das Problem zu lösen. Hier ist allerdings sorgfältig zu unterscheiden zwischen »kritischem Reflektieren der Lösungsmöglichkeiten« und Vermeidungsverhalten (»Ja, aber«-Verhalten«) und dies entsprechend zu thematisieren (s. voriger Abschnitt).

4.4.3 Besonderheiten im Gruppensetting

Im Gruppensetting wird zunächst das Prinzip des Problemlösens allgemein an einem Patientenbeispiel erklärt. Hier kann das Potenzial der Gruppe ideal als »Ideenmaschine« genutzt werden, um mögliche Lösungsstrategien für das erarbeitete Problem zu generieren. Sind ausreichend Ideen genannt worden, soll der arbeitende Patient eine oder zwei Lösungen auswählen, die er in der kommenden Woche durchführen möchte. Günstig ist es, wenn der Patient selbst möglichst viele Ideen zur Lösung seines Problems generiert.

Anschließend werden die Teilnehmer aufgefordert, mithilfe von Arbeitsblatt 4.1 ihr eigenes Problem zu bearbeiten. Hier hat es sich aus Zeitgründen bewährt, nicht noch einmal den ganzen Prozess für jeden Teilnehmer durchzusprechen, sondern lediglich im Plenum die genannten Probleme ausreichend konkret und verhaltensnah herauszuarbeiten, sodass die weiteren Schritte den Patienten in Eigenarbeit überantwortet werden können. Hier sollte darauf geachtet werden, dass die Teilnehmer nicht mehr als zwei Probleme gleichzeitig anbringen und bearbeiten, um Überlastungen bei sehr engagierten Patienten zu vermeiden.

! Eine Gruppe eignet sich gut als »Ideengenerator« zur Lösung eines Problems.

4.5 Sitzung 5: soziale Netzwerke

Motto: »Freundschaft ist wie ein Netz: Es fängt dich auf, wenn du die Balance verlierst.«

4.5.1 Ziele der Sitzung

Soziale Kontakte sind eine Quelle zahlreicher sozialer Verstärker (wie Anerkennung und Aufmerksamkeit oder Zugehörigkeit), die tief in den menschlichen Grundbedürfnissen verankert sind. Soziale Kontakte geben auch Halt und Struktur und sie erhöhen die Verbindlichkeit von Zielen, sofern diese gemeinschaftlich festgelegt wurden. Die soziale Unterstützung gehört somit zu den wichtigsten psychologischen Ressourcen.

In dieser Therapieeinheit geht es darum, soziale Rückmeldungen als Verhaltensverstärker zu klassifizieren und Defizite im sozialen Kontakt, die mit einer depressiven Symptomatik einhergehen können, darzustellen. Der Patient soll die Gelegenheit bekommen, eigene Probleme im Bereich der sozialen Interaktion zu thematisieren und aktiv Alternativverhalten zu explorieren und einzuüben. Für einige Patienten stellt sich der Bereich so dar, als spiele er nur eine untergeordnete Rolle– entweder, weil ihre soziale Vernetzung nicht unmittelbar unter Folgen der depressiven Störung gelitten hat oder weil das Thema generell für den Patienten keine hohe Wichtigkeit besitzt. Hier gilt es aber zu explorieren, inwieweit die Intensität von Kontakten nicht doch gelitten hat und soziale Kontakte nicht zuletzt aufgrund der Neigung des Patienten, Kränkungen zu vermeiden, lediglich oberflächlich und wenig herzlich gestaltet wurden. Oft wird der Fokus deshalb auf der Wiederbelebung von Kontakten liegen, die bereits existieren, jedoch vernachlässigt wurden. Ferner könnte es darum gehen, Kontakte zu reduzieren, die vorwiegend aus Pflicht- oder Schuldgefühl gepflegt und zu Überforderungskonstellationen beitragen könnten.

4.5.2 Sitzungsinhalte

Tagesordnung

Tabelle 4.7 Tagesordnung

Kurselement	Materialien	Dauer (min)
Begrüßung und kurzer Überblick über den Ablauf der Sitzung, Ausfüllen der Fragebögen zur Verlaufsdiagnostik	Ablaufplan für die Sitzungen *nur für Gruppensetting: ggf. Namensschilder BDI, BADS	5
Besprechung der Wochenpläne	Arbeitsblatt 1.5: »Stimmungsprotokoll«	30

Tabelle 4.7 (Fortsetzung)

Kurselement	Materialien	Dauer (min)
Die Rolle sozialer Verstärkung bei Depression	Depressionsmodell aus Sitzung 1 Arbeitsblatt 5.1: »Soziale Beziehungen«	15
Rollenspiele	Flipchart	20
*nur für Gruppensetting: Gruppen-Buddy-Programm	Arbeitsblatt 5.2: »Buddy-Vertrag«	5
Planen der Aktivitäten für die kommende Woche	Arbeitsblatt 1.5: »Stimmungsprotokoll«	15
Hausaufgabe und Verabschiedung	Arbeitsblatt 5.1 und Arbeitsblatt 5.2	5

Besprechung der Wochenpläne

Die Auswertung der vereinbarten Hausaufgaben erfolgt wie gewohnt unter Verwendung des Leitfadens zur Auswertung der Wochenpläne (s. AB 1.1). In dieser Sitzung sollten zusätzlich die Erfahrungen des Patienten mit dem in der letzten Sitzung angestoßenen Problemlöseprozess besprochen werden. Sollten deutliche Probleme aufgetreten sein, so kann mit dem Patienten eine detaillierte Besprechung in der nächsten Sitzung (thematisch freie Sitzung) vereinbart werden.

Die Rolle sozialer Verstärkung bei Depression

Anhand des Teufelskreises von Arbeitsblatt 5.1, der an einem Flipchart angezeichnet wird, erfolgt nun die Einführung in das Thema »Soziale Netzwerke«. Es bietet sich an, auf bereits bekannte Beispiele und Verhaltensweisen wie Rückzug und Absagen von Verabredungen, die ggf. aus den vorherigen Sitzungen bekannt sind, einzugehen. Hier wird noch einmal betont, dass dieses Verhalten zunächst ein nachvollziehbarer Impuls ist, jedoch langfristig negative Konsequenzen für die soziale Einbettung mit sich bringt. Der Patient soll eigene Beispiele einbringen und die Möglichkeit haben, Veränderungswünsche zu formulieren, welche er in Arbeitsblatt 5.1 einträgt. Im Anschluss sollen Teilziele in Bezug auf Reaktivierung oder Neuanbahnung von Kontakten formuliert werden und dabei möglichst konkret, verhaltensnah und realistisch geplant werden (anstatt »Ich treffe in der kommenden Woche fünf Leute«, ist ein besser erreichbares Ziel: »Ich telefoniere zehn Minuten mit einer Freundin, von der ich lange nichts gehört habe«, für das nach der SMART Regel möglichst bereits Zeit und Ort festgelegt werden, wie in Abschnitt 4.4.2 beschrieben).

Rollenspiele (optional)

Da nicht nur inaktive soziale Netzwerke, sondern auch mangelnde Durchsetzungsfähigkeit, mangelnde soziale Kompetenz o. Ä. eine Rolle bei der Aufrechterhaltung der Depression eine Rolle spielen können, erhält der Patient die Möglichkeit, im geschützten Rahmen der Therapie soziale Interaktionen durchzuspielen. Dabei kann der Therapeut Hilfestellungen und positive Rückmeldung geben; der Patient erlebt somit Kontrolle und im gewissen Maße Erfolg im sozialen Kontext.

Zur Durchführung bieten sich umgrenzte Situationen an, die vom Patienten als problematisch erlebt werden (z. B. Ablehnung von Aufgaben, Forderung nach Pausen und Entlastung, Erklärung des Störungsbildes Depression gegenüber Kollegen etc.). Als Gesprächspartner kann der Therapeut fungieren oder der Patient übernimmt beide Rollen. Nach Ende des Rollenspiels sollte Rückmeldung gegeben werden: Wie erging es dem Patienten in der einen und in der anderen Rolle? Was ist positiv aufgefallen? Was könnte verbessert werden?

Sieben Schritte zur Veränderung

Um eine Veränderung im Verhalten herbeizuführen sind sieben Schritte notwendig:

(1) **Verhaltensweisen und Situationen identifizieren, die die Stimmung verschlechtern.** Der Patient sucht aus seinem Stimmungsprotokoll Situationen heraus, in denen sich seine Stimmung merklich verschlechtert hat. Er soll dabei vor allem Verhaltensweisen suchen, die regelmäßig im Verlauf der Woche auftreten, sowie nach regelmäßigen Mustern, die verändert werden können.

(2) **Alternative Verhaltensweisen suchen.** Der Patient versucht, alle alternativen Verhaltensweisen für die aufgeschriebenen Situationen zu notieren. Hier soll noch keine Auswahl getroffen werden und die Optionen werden nicht bewertet. Er soll versuchen, Verhaltensweisen zu finden, die seine Stimmung verbessern, aber auch solche mit einbeziehen, die sie verschlechtern oder keinen Einfluss haben. Das Ziel ist, so offen wie möglich neue Ideen zu sammeln.

(3) **Alternative Verhaltensweisen auswählen und diese in die Woche einplanen.** Der Patient schaut, welche Verhaltensweisen das Potential haben, seine Stimmung zu verbessern, und wenn es nur minimal ist. Welche würden ihn genauso depressiv lassen, wie er es vorher war, oder seine Stimmung sogar verschlechtern? Für jede Situation soll ein alternatives Verhalten ausgesucht werden. Dabei soll darauf geachtet werden, dass das Verhalten relativ einfach auszuführen ist und dass er der Überzeugung ist, dieses Verhalten auch ausführen zu können. Was der Patient jetzt braucht, sind Erfolgserlebnisse, egal wie klein sie scheinen mögen, und nicht hohe Ziele, die ihn nur sehr schwer erreichen können. Vielleicht schließt er auch einen Vertrag mit dem Therapeuten oder mit sich selbst über die geplanten Aktivitäten ab.

(4) **Mit Ihrem Verhalten experimentieren.** Es ist entscheidend, dass der Patient sich eine »experimentelle Einstellung« angewöhnt. Das bedeute, neugierig auf die Ergebnisse seiner Experimente zu sein, egal wie sie ausfallen. Mit anderen Worten: Egal ob das ausgewählte Verhalten einen positiven Effekt auf seine Stimmung hat oder nicht, er hat in jedem Fall etwas Wichtiges gelernt. Manchmal ist es schwierig, diese Perspektive einzunehmen, vor allem in einer Depression. Die Gefühle und Gedanken sind von Hoffnungslosigkeit geprägt, so dass jede Veränderung zum Scheitern verurteilt erscheinen kann. In einer Depression sind

Gefühle jedoch häufig keine gute Basis für Entscheidungen oder Bewertungen darüber, wie hilfreich Veränderungen sind. Ein wichtiger Punkt ist dann, dass der Patient sich an geplante Veränderungen hält und nicht nach seinem Gefühl, sondern nach seinem Plan handelt. Die Idee ist, dass dieses »Handeln nach Plan« potenziell einen positiven Effekt auf seine Stimmung hat. Wichtig ist, dass der Patient seine Erwartungen erst einmal eher bescheiden hält. Er sollte nicht erwarten, dass er quasi über Nacht zu einer unbekümmerten, sorgenfreien Person wird. Das Ziel ist, zu sehen, wie er in bestimmten Situationen kleine Veränderungen in seiner Stimmung erreichen kann. Auch wenn dies nur ein kleiner Schritt der Depressionsbewältigung zu sein scheint – es ist ein entscheidender.

(5) **Neue Verhaltensweisen ausprobieren und ihren Effekt beobachten.** Sobald der Patient sich verpflichtet hat, ein Experiment durchzuführen, ist es an der Zeit, die neuen Verhaltensweisen auch tatsächlich auszuprobieren und ihren Effekt zu beobachten. Dazu dient die Übung »Woche planen«. Der Wochenplan kann dabei wie ein Terminkalender genutzt werden. Der Patient sucht sich verschiedene Aktivitäten aus und verpflichtet sich, diese zu einer bestimmten Zeit zu tun. Er soll Dinge aufschreiben, die er tun will und auch daran denken, seine Stimmung und Gefühlslagen zu notieren, auch in Zeiten ohne geplante Aktivitäten. Vielleicht bemerkt er eine positive Veränderung seiner Stimmung – dreckiges Geschirr abwaschen und den Müll runterbringen können ein Gefühl der erfolgreichen Bewältigung einer Aufgabe auslösen; andere Aktivitäten wie Musik hören können ein Gefühl der Freude auslösen. Manche Dinge beeinflussen auch beide angesprochenen Gefühle.

Als Hinweis kann man dem Patienten vermitteln: Wenn er eine neue Sache ausprobiert, sollte er sich ihr so intensiv wie möglich widmen. Am besten konzentriert er sich darauf, was er genau tut und denkt Sie dabei nicht über die Vergangenheit oder die Zukunft nach. Sich wirklich auf die Situation einlassen, heißt: Wahrnehmen, was um einen herum ist.

Der zweite wichtige Hinweis des Therapeuten ist, dass der Patient es vermeiden sollte, das Ergebnis seines Experiments zu bewerten, bevor es vorbei ist. Wenn er sich vorgenommen hat, mit der Nachbarin Kaffee zu trinken, merkt er vielleicht, wie er mittendrin denkt »Es funktioniert nicht, ich fühle mich immer noch traurig«. In diesem Moment ist er dann nicht intensiv mit Ihrem Experiment beschäftigt, sondern er bewertet es bereits. Stattdessen sollte er sich selbst die Zeit geben, das Experiment zu beenden und *danach* auszuwerten, wie es gelaufen ist. Dabei achtet er darauf, wie er sich während der Durchführung gefühlt hat. Gab es irgendwo Veränderungen in seiner Stimmung? Wie war seine Stimmung, verglichen zum Rest des Tages?

Der dritte wichtige Hinweis ist, dass der Patient ein Experiment nicht nur einmal ausprobieren sollte. Gute Wissenschaftler führen Experimente immer mehrmals durch, denn die Ergebnisse können variieren. Der Therapeut empfiehlt, ein Experiment mindestens dreimal durchzuführen, bevor man eine Aussage darüber macht, wie es seine Stimmung beeinflusst.

(6) **Auswertung der Ergebnisse des Experiments.** Was hat der Patient erlebt, als er die neuen Verhaltensweisen ausprobiert hat? Während er immer neue Dinge ausprobiert, notiert er die verschiedenen Ergebnisse, die er findet. Er trägt seine Stimmung auf dem Plan so bald wie möglich nach dem neuen Verhalten ein und vergleicht die Ergebnisse, wenn er ein Verhalten mindestens dreimal ausprobiert hat. Was hat er gelernt? Hatten die Experimente eine Wirkung auf seine Stimmung? Wenn ja, hat sich seine Stimmung verbessert oder verschlechtert?

(7) **Weitermachen – Ausprobieren weiteren Verhaltens.** Das Experimentieren, Beobachten der Ergebnisse und Vergleichen mit früheren Ergebnissen für ein Verhalten über einen gewissen Zeitraum ist das Herzstück der Verhaltensaktivierung. Der Patient sollte es von nun an immer weiterführen, denn es erfordert Übung und Ausprobieren, um die Art zu verändern, wie er auf bestimmte Ereignisse reagiert oder wie er an verschiedene Dinge herangeht. Falls die Verhaltensänderungen, mit denen er begonnen hat, einen positiven Effekt auf seine Stimmung hatten, will er diese vielleicht regelmäßiger in seinen Plan einbauen. Sollten die neuen Verhaltensweisen keinen positiven Effekt gehabt haben, lohnt es sich, genauer hinzuschauen. Unten sind einige Gründe aufgeführt, warum Veränderungen, die er ausprobiert hat, keinen positiven Effekt auf seine Stimmung haben könnten:

   (1) Das neue Verhalten war nicht hilfreich. Dann sollte der Patient herausfinden, warum und Alternativen suchen, die in dieser Situation hilfreicher sein könnten.

   (2) Er war durch das Experimentieren an sich abgelenkt. Dann sollte er versuchen, sich ganz dem zu widmen, was er tut. Wenn er bemerkt, dass seine Aufmerksamkeit abschweift, holt er sich sanft wieder auf sein aktuelles Verhalten zurück.

   (3) Seine momentane Stimmung erschwert es ihm, sich daran zu erinnern, wie es ihm während des Experimentes ging. Dann sollte er sich das Experiment so detailliert wie möglich vorstellen und versuchen, sich an sein Gefühl in diesem Moment zu erinnern statt an sein momentanes Gefühl zu denken.

Übersicht

Sieben Schritte zur Veränderung

(1) Verhaltensweisen und Situationen identifizieren, die die Stimmung verschlechtern
(2) Alternative Verhaltensweisen suchen
(3) Alternative Verhaltensweisen auswählen und diese in die Woche einplanen
(4) Mit Ihrem Verhalten experimentieren
(5) Neue Verhaltensweisen ausprobieren und ihren Effekt beobachten
(6) Auswertung der Ergebnisse des Experiments
(7) Weitermachen – Ausprobieren weiteren Verhaltens

Gründe, warum Veränderungen keinen positiven Effekt auf die Stimmung haben könnten:

(1) Das neue Verhalten war nicht hilfreich. Dann sollte der Patient herausfinden, warum und Alternativen suchen, die in dieser Situation hilfreicher sein könnten.

(2) Er war durch das Experimentieren an sich abgelenkt. Dann sollte er versuchen, sich ganz dem zu widmen, was er tut. Wenn er bemerkt, dass seine Aufmerksamkeit abschweift, holt er sich sanft wieder auf sein aktuelles Verhalten zurück.

(3) Seine momentane Stimmung erschwert es ihm, sich daran zu erinnern, wie es ihm während des Experimentes ging. Dann sollte er sich das Experiment so detailliert wie möglich vorstellen und versuchen, sich an sein Gefühl in diesem Moment zu erinnern statt an sein momentanes Gefühl zu denken.

Planen der Aktivitäten für die kommende Woche

Der Patient plant die kommende Woche konkret und verhaltensbezogen und bezieht soziale Zielstellungen mit ein (s. AB 1.5). Aufgabe des Therapeuten ist es hier, unterstützend zu arbeiten, konkrete Nachfragen bzgl. unklar formulierter Teilziele zu stellen und den Rückbezug zu Werten herzustellen. Es sollte auf kleinschrittige, konkrete, realistische Planung geachtet werden; gemeinsam sollten Therapeut und Patient versuchen, Hürden und Barrieren zu antizipieren und Lösungen zum Umgang mit diesen generieren.

In Vorbereitung auf die kommende Woche sollte bekannt gegeben werden, dass in der nächsten Woche eine offene Sitzung stattfindet, sodass sich der Patient bereits Gedanken darüber machen kann, welche Themen er gegebenenfalls einbringen möchte. Es wird außerdem Arbeitsblatt 5.2 »Sieben Schritte zu Veränderung« ausgegeben. Hier werden noch einmal alle wichtigen Schritte, die der Patient bisher in der Therapie erlernt hat, zusammengefasst.

Fehler und Fallen. Mitunter kommt es vor, dass soziale Kontakte schlecht erreichbar sind, weil sie in anderen Bundesländern wohnen oder der Patient aufgrund der Arbeit nur eingeschränkt Zeit hat. In diesem Fall empfiehlt sich ein Vorgehen analog zu Sitzung 4 und das Fehlen sozialer Kontakte als Problemstellung zu begreifen, für deren Lösung es mehrere (mehr oder minder geeignete) Lösungen gibt, welche auch im Plenum diskutiert werden können.

Es ist darauf zu achten, dass die sozialen Kontakte, die angestrebt werden, nicht selbst wiederum als Auslöser dysfunktionalen oder depressogenen Verhaltens dienen sollten (z. B. »Drogenfreunde« bei Patienten mit Substanzabhängigkeit; Stalking der Ex-Freundin, etc.).

Kränkbarkeit berücksichtigen

Soziale Kontakte finden die meisten Menschen angenehm. Dabei sollte nicht vergessen werden: Depressive Patienten sind empfindlicher, was soziale Kränkungen anbelangt (z. B. Kumar et al., 2017). Dies legt nahe, dass auch und gerade im Bereich der sozialen Kontakte das Prinzip der (vielen) kleinen Schritte gelten sollte.

4.5.3 Besonderheiten im Gruppensetting

Rollenspiele. Die Gruppe eignet sich gut für das Umsetzen von Rollenspielen. Dabei kann ein Teilnehmer sich selbst in einer von ihm eingebrachten Situation spielen und ein anderer Teilnehmer übernimmt die dazugehörige andere Rolle. Zum Schluss gibt die Gruppe dem Patienten Feedback und es wird ausgewertet, wie er sich gefühlt hat, aber auch, wie der Mitspieler sich gefühlt hat.

Gruppen-Buddy-Programm. Die meisten Teilnehmer werden nach dieser Sitzung die Wichtigkeit sozialer Unterstützung bei der Depressionsbewältigung erkannt haben. Auch haben bereits viele Patienten die Erfahrung gemacht, dass sie ein Vorhaben eher umsetzen, wenn sie zuvor jemandem davon erzählt haben. Dieser Effekt soll systematisch ausgenutzt werden, um eine weitere Verbesserung der Symptomatik zu erreichen. Die Teilnehmer kennen sich untereinander bereits etwas besser und sollen nun ein anderes Gruppenmitglied, mit dem sie für den Rest der Gruppenzeit eine Vereinbarung eingehen. Die Buddys sollen sich gegenseitig bei der Durchführung von Aktivitäten und beim Verhaltensaufbau unterstützen, indem sie telefonischen Kontakt halten, sich verabreden oder Ähnliches. Das Arbeitsblatt 5.3 bietet die Möglichkeit, gewisse Absprachen schriftlich festzuhalten.

Beispiel

Sollen die Gruppenmitglieder sich untereinander sozial unterstützen?

Die Frage, inwiefern Mitglieder einer Gruppentherapie auch außerhalb dieser Kontakte haben sollten, wird kontrovers diskutiert. Es ergeben sich hier verschiedene Vor- und Nachteile, die sorgfältig im Einzelfall abgewogen werden müssen.

Zum einen kann es vorteilhaft sein, wenn zwei Personen dieselbe(n) Therapien besuchen, weil sie sich im Durchschnitt ähnlicher sind als im Vergleich zu außenstehenden gesunden Personen. Das bedeutet, dass die Patienten für sich gegenseitig mehr Verständnis aufbringen, besonders für störungstypische dysfunktionale Verhaltensweisen, die für Außenstehende manchmal schwer nachvollziehbar sind. So sind viele Angehörige beispielsweise überfordert, wenn eine Person morgens stundenlang nicht aus dem Bett kommt oder sich nicht mehr über Dinge freuen kann, die ihr einst Spaß gemacht haben. Depressionspatienten kennen diesen

Zustand häufig gut und können verstehen, wie es ist, wenn man das Gefühl hat, dass die Kraft fehlt, auch für »normale« Alltagsaktivitäten.

Zum anderen kann sich eine Beziehung, die vor allem durch eine störungsbasierte Therapie zustande gekommen ist, auch negativ auf das Wohlbefinden der Personen auswirken. So kann es sein, dass die Person, die bereits Fortschritte in der Behandlung gemacht hat, durch die Person, der es schlechter geht, immer wieder »heruntergezogen« wird, weil sie z. B. selbst nicht genügend Kraft hat, sich um die andere Person zu kümmern (»contagious depression«; Joiner, 1994).

Ob eine Unterstützung zwischen Gruppenmitglieder funktional ist oder nicht, kann nicht pauschal entschieden werden, da viele störungs- und personenspezifische Faktoren eine Rolle spielen. In jedem Fall sollten die Therapeuten kritisch beobachten, ob Patienten sich in besonderem Ausmaß um andere kümmern (dies kann auch ein Hinweis auf Vermeidungsverhalten bzgl. der eigenen Probleme sein!), es zu Streitereien kommt oder ein Patient Anzeichen von abhängigen Interaktionsmustern gegenüber einem anderen Patienten zeigt.

4.6 Sitzung 6: offene Sitzung mit Themenschwerpunkt nach Bedarf

4.6.1 Ziele der Sitzung

Das bisher durchlaufene Programm bietet zahlreiche neue und konkrete Anregungen. Während in der Einzeltherapie für einzelne Schritte mehr Zeit eingeplant werden kann, so ist dies in der Gruppentherapie nicht möglich.

! Ein konsequentes Durchlaufen der Schritte in den Sitzungen 1 bis 5 ist für die meisten Patienten von Vorteil, denn Aktivitätensteigerung, Reduktion von Grübelprozessen, systematisches Angehen von Aufgaben (Problemlösen) und das Pflegen sozialer Kontakte gehören unmittelbar zusammen.

Um Inhalte, die ggf. zu kurz kamen, nachholen oder vertiefen zu können, wurde die sechste Sitzung bewusst als thematisch offen konzipiert. Diese Sitzung soll dem Patienten die Möglichkeit geben, bisher behandelte Themen für sich zusammenzufassen und ein Resümee zu ziehen, welche Inhalte er bereits gut umsetzen konnte und in welchen Bereichen noch Fragen offen sind. Es bietet sich hier hauptsächlich an, ein Zwischenfazit bzgl. der Aktivierung zu ziehen; das heißt, ausführlich die Wochenpläne zu besprechen, auf Hindernisse einzugehen und entsprechend Lösungsstrategien zu formulieren. Neue inhaltliche Schwerpunkte müssen nicht mehr eingeführt werden, vielmehr können nunmehr Zielstellungen nachjustiert und aufgetretene Barrieren oder auch Verständnisprobleme aufgegriffen werden.

4.6.2 Sitzungsinhalte

Tagesordnung

Tabelle 4.8 Tagesordnung

Kurselement	Materialien	Dauer (min)
Begrüßung und kurzer Überblick über den Ablauf der Sitzung, Ausfüllen der Fragebögen zur Verlaufsdiagnostik	Ablaufplan für die Sitzungen *nur für Gruppensetting: ggf. Namensschilder BDI, BADS	5
Besprechung der Hausaufgaben	Arbeitsblatt 1.5: »Stimmungsprotokoll«	40
Offenes Thema	Flipchart, Stifte	45
Hausaufgabe und Verabschiedung		5

Besprechung der Wochenpläne

Die Auswertung der vereinbarten Hausaufgaben erfolgt wie gewohnt unter Verwendung des Leitfadens zur Auswertung der Wochenpläne (s. AB 1.1). In dieser Sitzung sollten zusätzlich die Erfahrungen des Patienten mit sozialen Kontakten, wie sie in der letzten Sitzung geplant wurden, besprochen werden. Im Gruppensetting können hier auch Erfahrungen mit dem »Buddy-Programm« einfließen.

Themenschwerpunkt nach Bedarf

Entweder wurde bereits in der letzten Sitzung ein Thema gewählt, das nun behandelt wird, oder der Patient schlägt spontan ein Thema vor.

Fallbeispiel

Die detaillierte Wochenplanung:
Eine Patientin, die in der Sitzung zuvor sehr positiv von ihren Aktivitäten und der Planerstellung berichtete, ist in dieser Sitzung wieder »eingebrochen«, den Tränen nahe und beginnt ihre Schilderung mit »Ich habe gar nichts geschafft«, was sich bei genauerem Hinsehen nicht als korrekt herausstellt. Sie hat lediglich nicht das geplante Ausmaß an Aktivitäten verwirklichen können. Jedoch hat sie tatsächlich nach wie vor Schwierigkeiten, sich Zeit für eine Wochenplanung zu nehmen, da sie beruflich täglich pendelt und kaum Zeit für sich hat. Es wird noch einmal eine ganz klare Zeit vereinbart, zu der sie sich mit dem Wochenplan (der ihr nach eigenen Angaben sehr gut tue, wenn sie ihn denn führe) beschäftigt. Hier sollte wieder das Augenmerk auf der Durchführbarkeit für diese Patientin mit ihren speziellen Umständen liegen.

Fallbeispiel

Zur Festigung bereits erarbeiteter Inhalte:
Eine Patientin berichtet, dass sie an sich bemerke, dass sie »auch negative Emotionen nicht mehr so runterziehen« würden. Wenn sie bemerke, dass sie sich z. B. über ein Gespräch mit einem Kunden geärgert habe und darüber grübele, sage sie sich: »Nein, ich will jetzt nicht den ganzen Tag damit verbringen, über das Gespräch nachzugrübeln und mich schlecht zu fühlen! Ich denke jetzt an etwas anderes.«

In der Runde schildert die Patientin ihre Skepsis gegenüber diesem Vorgehen; sie sei nicht sicher, ob sie damit einfach Gefühle unterdrücke; das Verhalten fühle sich »künstlich« an. Sie wird jedoch von den Therapeuten bestärkt, weiter mit diesem Verhalten zu experimentieren und die Erfahrung zu machen, dass sie selbst Kontrolle über ihr Verhalten haben kann. Dabei wird noch einmal betont, dass es nicht darum gehen soll, Gefühle zu kontrollieren, sondern diese im Sinne der antidepressiven Verhaltensweisen zu beeinflussen (gerade, wenn es sich um depressive Stimmung handelt). Die neuen Strategien der Patientin werden mit dem Erlernen des Autofahrens verglichen, wo auch zunächst nicht jeder Handgriff sitzt und »künstlich« herbeigeführt werden muss.

Barrieren

In dieser Sitzung kommen häufig Hindernisse und Barrieren zur Sprache, die einer Verhaltensaktivierung im Weg stehen. Im Folgenden sind einige typische Barrieren und ein möglicher Umgang damit aufgelistet.

Tabelle 4.9 Umgang mit Barrieren

Barriere	Möglicher Umgang des Therapeuten damit
Vermeidungsverhalten	zunächst validierend darauf eingehen (s. Abschn. 4.4.2) mit dem Patienten erarbeiten, dass es sich bei seinem Verhalten um Vermeidungsverhalten handelt Möglichkeiten erarbeiten, das Problem ohne Vermeidung anzugehen
Probleme, die nicht gelöst werden können, z. B. Scheidungskonflikte, Mobbing auf der Arbeit etc.	Möglichkeiten finden, mit der unangenehmen Situation umzugehen (Coping; Akzeptanz) Ist das Problem wirklich nicht zu lösen? Käme beispielsweise ein Arbeitsplatzwechsel in Betracht? (ggf. Pro-Contra-Liste)

Tabelle 4.9 (Fortsetzung)

Barriere	Möglicher Umgang des Therapeuten damit
Opferhaltung (»Ich kann das nicht ändern.«)	zunächst validierend und verständnisvoll darauf eingehen disputieren, ob die Annahme wirklich zutrifft besprechen, welche Konsequenzen diese Haltung für das Verhalten des Patienten hat Kategorien (ganz oder gar nicht) durch Dimensionen (ein bisschen auf einer Skala) ersetzen und auf diese Weise minimale Veränderungen fördern
»Festkleben« an alten Themen	»Festkleben« ist eine bestimmte Form des Grübelns (Gedankenkreisen) kann als Vermeidungsverhalten aufgefasst und entsprechend bearbeitet werden auch möglich: Grübeltechniken anwenden

Planen der Aktivitäten für die kommende Woche

Der Patient plant die kommende Woche konkret und verhaltensbezogen und bezieht soziale Zielstellungen mit ein (s. AB 1.5). Aufgabe des Therapeuten ist es hier, unterstützend zu arbeiten, konkrete Nachfragen bzgl. unklar formulierter Teilziele zu stellen und den Rückbezug zu Werten herzustellen. Es sollte auf kleinschrittige, konkrete, realistische Planung geachtet werden; gemeinsam sollten Therapeuten und Patient versuchen, Hürden und Barrieren zu antizipieren und Lösungen zum Umgang mit diesen generieren.

Fallbeispiel

Gelungene Stimuluskontrolle

Frau T., eine 62-jährige arbeitslose Patienten, berichtete in der offenen Sitzung der Gruppentherapie, sie versuche zwar regelmäßig die erlernten Techniken anzuwenden, es gelinge ihr aber nicht, »ihren Kopf frei zu bekommen«. Auf weitere Nachfrage der Therapeuten erzählt sie, ihr eigentliches Problem sei, dass sie in ihrer letzten Arbeitsstelle von den Kollegen und dem Vorgesetzten längere Zeit Mobbing ausgesetzt gewesen sei und ihr letztlich auch gekündigt worden sei, weil sie einige Wochen zur Kur fahren wollte, um sich von den Strapazen auf der Arbeit zu erholen. Dies sei nun bereits ein Jahr her, aber ständig kreisten ihre Gedanken nur noch um das Thema. Sie sei wütend und traurig und frage sich immer wieder, was sie hätte anders machen können. Selbst jetzt, da sie versuche, die Techniken der Verhaltensaktivierung anzuwenden, müsse sie ständig an die Kollegen denken, die sie so hintergangen hätten. Wie ein Staubsauger ziehe dieses Thema sie immer wieder an und sie könne es nicht loslassen. Beispielsweise schaue sie auch noch regelmäßig in die Gruppe eines Instant-Messengers, in der sich ihre ehemaligen

Kollegen und ihr Chef befinden. Häufig stelle sie dabei fest, dass die Kollegen während der Arbeitszeit online seien, was sie dann wütend mache.

Für Frau T. wurde zunächst erarbeitet, dass dieses ständige Denken an das, was vor einem Jahr passiert ist, eine Barriere für ihr weiteres Vorankommen darstellte. Frau T. stimmte dem zu und stellt fest, dass das Nachsehen in der Gruppe der ehemaligen Arbeitskollegen eine Verhaltensweise sei, die ihr das Loslassen besonders schwer machen. Als Hausaufgabe bis zur nächsten Sitzung nahm sie sich deshalb vor, die Gruppe ihrer ehemaligen Kollegen beim Instant-Messenger zu verlassen, als ein Schritt, um wieder besser nach vorn schauen zu können.

4.6.3 Besonderheiten im Gruppensetting

Eventuell gibt es in dieser Sitzung ein Einzelthema, zu dem alle Teilnehmer etwas beisteuern können, andernfalls wird hier eher das Prinzip »Einzeltherapie in der Gruppe« durchgeführt. Häufig beinhalten solche Einzelthemen Fragen zu Medikamenten, zur Schlafhygiene oder zum Umgang mit dem sozialen Umfeld. In dem Fall, dass kein Patient ein eigenes Thema mitbringt, entsteht eine gute Gelegenheit, Themen aus früheren Sitzungen, die nicht ausreichend vertieft werden konnten, erneut aufzugreifen.

4.7 Sitzung 7: Rückfallprophylaxe 1: individuelle Frühwarnzeichen und Hochrisikosituationen

Motto: »Lieber auf neuen Wegen stolpern, als auf der Stelle treten.«

4.7.1 Ziele der Sitzung

Nach sechs Sitzungen zeigt bereits ca. die Hälfte der Patienten eine spürbare und bedeutsame Verbesserung. Aufgrund des variablen Verlaufs der Depression gilt es aber, die erreichten Verbesserungen zu verteidigen, auch dann, wenn keine Therapiesitzungen mehr verfügbar sind. Andere Patienten sind hingegen immer noch dabei, die ersten Schritte zu machen, da externe Kontextbedingungen (zum Beispiel Veränderungen im Beziehungs- oder Arbeitsumfeld) eingewirkt haben. Hier ist eine Anpassung an das individuelle Patiententempo in der Einzeltherapie einfacher, aber auch in der Gruppentherapie ist die Individualisierung insbesondere durch Art und Ausmaß der therapeutischen Hausaufgaben gewährleistet.

In dieser Sitzung sollen die bisher erarbeiteten Inhalte zusammengefasst und für die zukünftige Nutzung verfügbar gemacht werden. Schwerpunkte hierbei sind der Transfer und die Generalisierung der Strategien, die in der Therapie gelernt wurden. Diese Mechanismen werden darüber hinaus für den Patienten verständlich in ein Rückfallmodell eingebaut und anhand von erwarteten schwierigen Situationen zur

Anwendung gebracht. Somit erarbeitet sich der Patient klare Handlungsanweisungen für Risikosituationen und beschäftigt sich mit individuellen Frühwarnzeichen.

4.7.2 Sitzungsinhalte

Tagesordnung

Tabelle 4.10 Tagesordnung

Kurselement	Materialien	Dauer (min)
Begrüßung und kurzer Überblick über den Ablauf der Sitzung, Ausfüllen der Fragebögen zur Verlaufsdiagnostik	Ablaufplan für die Sitzungen *nur für Gruppensetting: ggf. Namensschilder BDI, BADS	5
Besprechung der Hausaufgaben	Arbeitsblatt 1.5: »Stimmungsprotokoll«	25
Warum Rückfallprophylaxe?	Flipchart mit Verlaufsformen der Depression	5
Individuelle Frühwarnzeichen	»Meine Frühwarnzeichen« (Arbeitsblatt 6.1) Flipchart	10
Offenes Thema	Flipchart, Stifte	25
Planen der Aktivitäten für die kommende Woche	»Hochrisikosituationen« (Arbeitsblatt 6.2) Arbeitsblatt 1.5: »Stimmungsprotokoll«	15
Hausaufgabe und Verabschiedung	Arbeitsblatt 7.1 und Arbeitsblatt 7.2	5

Besprechung der Wochenpläne

Die Auswertung der vereinbarten Hausaufgaben erfolgt wie gewohnt unter Verwendung der Leitfäden zur Auswertung der Wochenpläne (s. AB 1.1). Es werden Schwerpunkte in der Auswertung gemäß dem in Sitzung 6 gewählten Thema gesetzt.

Warum Rückfallprophylaxe?

Zuerst wird der Patient mit dem Prinzip der Rückfallprophylaxe vertraut gemacht und kann so innerhalb der Therapie beginnen, sich mit der Möglichkeit eines Rückfalls auseinanderzusetzen. Der Therapeut definiert Depression als episodisches Störungsbild und unterstreicht damit die Sinnhaftigkeit der Rückfallprophylaxe. Es bietet sich an, verschiedene Verlaufsformen der Depression an einem Flipchart darzustellen (einzelne Episode, rezidivierende Episoden, Dysthymie). Als Metapher hat sich hier die »Erste-Hilfe-Ausrüstung« bewährt. Das Vorgehen in der heutigen Sitzung wird kurz erläutert: Zunächst soll es darum gehen, Frühwarnzeichen für eine erneute depressive Episode erkennen zu lernen und im Anschluss werden nochmals individuelle Hürden bei der Umsetzung von Aktivitäten bearbeitet.

Manche Patienten sind an diesem Punkt skeptisch, ob eine Rückfallprophylaxe für sie überhaupt notwendig ist. Dies ist kritisch zu betrachten, da dies auch ein Ausdruck von Vermeidungsverhalten sein kann, das zeigt, dass der Patient sich nicht intensiv damit auseinandersetzt, was seine Symptome auslösen kann. Der Therapeut kann dann validierend darauf eingehen, dass es schön ist, wenn der Patient seine bisherigen Erfolge sieht und optimistisch in die Zukunft blickt. Auf der anderen Seite muss der rezidivierende Charakter der Depression nochmals betont werden sowie die Notwendigkeit, sich gegen Krisen abzusichern, die jeden treffen können und früher oder später auch jeden treffen. Sicher werden dem Patienten dazu dann auch Situationen einfallen, in denen ihm die Umsetzung der Therapieinhalte noch nicht so gut gelungen ist oder in denen er sich vorstellen kann, wieder eine depressive Stimmung zu erleben.

> **!** Im Verlauf der Methode der Verhaltensaktivierung werden die Sitzungen immer offener und orientieren sich immer mehr an den konkreten Problemen der Patienten.

Individuelle Frühwarnzeichen

Mithilfe von Arbeitsblatt 6.1 beschäftigt sich der Patient intensiv mit den ersten Anzeichen für depressive Phasen und erstellt für sich eine Checkliste, anhand derer er in Zukunft frühzeitig Symptome erkennen kann. Zur Verdeutlichung sollte an die Zeit vor der jetzigen depressiven Phase erinnert werden und anhand dessen Warnzeichen abgeleitet werden. Hier kann ein Rückgriff auf die besprochenen Depressionssymptome (Sitzung 1) und auf die Auslösesituationen der einzelnen Patienten hilfreich sein. Nachdem die Einführung und Darstellung einiger typischer Frühwarnzeichen erfolgt sind, erarbeitet der Patient seine persönlichen Frühwarnsymptome. Hier kann es auch um individuelles »Troubleshooting« gehen, also um die Bereiche, in denen der Patient noch Schwierigkeiten hat, die Therapieinhalte umzusetzen.

Planen der Aktivitäten für die kommende Woche

Der Patient plant die kommende Woche (s. AB 1.5). Aufgabe des Therapeuten ist es hier, unterstützend zu arbeiten, konkrete Nachfragen bzgl. unklar formulierter Teilziele zu stellen und den Rückbezug zu Werten herzustellen. Es sollte auf kleinschrittige, konkrete, realistische Planung geachtet werden; gemeinsam sollten Therapeut und Patient Hürden und Barrieren besprechen und Lösungen zum Umgang mit diesen generieren.

Der Patient wird gebeten, zusätzlich zur Aktivitätenplanung und -durchführung das Arbeitsblatt 7.2 in Vorbereitung auf die nächste Sitzung auszufüllen. Individuell ausgewählte Risikosituationen sollen mithilfe dieses Arbeitsblattes unter Anwendung der in der Therapie erlernten Strategien und Verhaltensweisen voraus geplant werden.

Zum einen verdeutlicht dies die jeweiligen Hochrisikosituationen für das Wiederauftreten einer depressiven Episode, zum anderen erlernt der Patient hier bereits die Generalisierung einer Strategie als wichtigen Schritt zur Rückfallprophylaxe.

Fallbeispiel

Patient Herr B., ein 39-jähriger Lehrer, erscheint in der siebten Sitzung des Gruppenprogramms ziemlich niedergeschlagen. Er erzählt, dass er bislang die Gruppeninhalte immer habe gut umsetzen können und die Depression damit auch sehr gut im Griff habe. Bei der vergangenen Sitzung habe er allerdings nicht teilnehmen können, da er eine schwere Erkältung hatte. Die Erkältung habe ihn gezwungen, tagelang im Bett zu liegen, sodass er zu nichts nutze gewesen sei. Durch seine Arbeit als Lehrer und seine 4 Kinder habe er normalerweise immer etwas Sinnvolles zu tun und kenne es nicht, einfach nur herumzulungern.

Für Herrn B. stellte sich *Untätigkeit* als großer Risikofaktor heraus. Zum einen überdecke das ständige Arbeiten, ob nun in der Schule oder der Familie, depressive Symptome und negative Gefühle, zum anderen erfüllte es ihm das Bedürfnis danach, sich gebraucht zu fühlen.

Im Rahmen der Gruppentherapie wurden mit Herrn B. Strategien erarbeitet, Untätigkeit besser aushalten zu können, darunter kognitive (sich sagen, dass es auch mal okay sei, nichts zu tun oder sich auszuruhen) und behaviorale Strategien (ein Buch lesen, schlafen). In der darauffolgenden Einzeltherapie lag der Fokus vor allem auf den Gefühlen, die Herr B. durch das Arbeiten vermeidet, und der Bearbeitung von Grundannahmen wie »Ich muss immer sinnvoll handeln«.

4.7.3 Besonderheiten im Gruppensetting

In der Gruppe können und sollten in dieser Sitzung vor allem Teilnehmer eingebunden werden, die bereits mehrere depressive Episoden erlebt haben, um deren Erkenntnisse und Modellfunktion zu nutzen. Dabei sollte jedoch darauf geachtet werden, dass das Wiederauftreten der depressiven Symptome nicht als »schlecht« oder »Misserfolg« gesehen wird, sondern als typisches Symptom einer Depression.

Offene Runde

Zusätzlich zu den restlichen Inhalten der Sitzung soll es für die Patienten, wie in der letzten Stunde, die Möglichkeit geben, sich über bereits erreichte Erfolge auszutauschen. Besonderes Gewicht soll dabei auf dem individuellen »Troubleshooting« liegen, also auf Bereichen, in denen die Patienten noch Schwierigkeiten haben, die Therapieinhalte umzusetzen. Die Therapeuten haben die Aufgabe, für eine offene Gestaltung der Runde zu sorgen und Teilnehmer zu berücksichtigen, die beim letzten Mal nicht ausführlich berichten konnten. Auf bereits besprochene Inhalte kann zurückgegriffen werden, wobei berichtete Probleme, Fragen und Befürchtungen der Patienten individuell betrachtet und besprochen werden sollten.

Fehler und Fallen. Mitunter kann es an dieser Stelle dazu kommen, dass Patienten mit ihrem bisherigen Fortschritt unzufrieden sind oder finden, dass andere Gruppenmitglieder bessere Fortschritte gemacht haben. Hier gilt es, noch einmal zu betonen, dass jede Depression anders gelagert ist und jeder Teilnehmer mit individuellen Fragen und Problemen in die Gruppentherapie gekommen ist, weshalb es auch unterschiedlich lange dauert, diese zu bearbeiten. Hier kann auch die Gruppe als Möglichkeit der Überprüfung genutzt werden, indem man andere Gruppenmitglieder fragt, wie sie darüber denken.

4.8 Sitzung 8: Rückfallprophylaxe 2: Zusammenfassung und Planung eines mittelfristigen Zieles

Motto: »Zum Erfolg gibt es keinen Lift. Man muss die Treppe benutzen.« (Emil Ösch)

4.8.1 Ziele der Sitzung

In dieser Sitzung liegt das Hauptaugenmerk darauf, dass sich der Patient sich wichtige Themenbereiche der Gruppentherapie noch einmal bewusst macht. Es sollen zu erwartende Schwierigkeiten besprochen und die neu erlernten Techniken angewandt werden. Durch die Auswahl eines mittelfristigen Ziels, das sich der Patient selbst setzt, soll eine Verbindlichkeit und der Transfer der Therapieinhalte über die Dauer der Therapie hinaus gefördert werden.

4.8.2 Sitzungsinhalte

Tagesordnung

Tabelle 4.11 Tagesordnung

Kurselement	Materialien	Dauer (min)
Begrüßung und kurzer Überblick über den Ablauf der Sitzung, Ausfüllen der Fragebögen zur Verlaufsdiagnostik	Ablaufplan für die Sitzungen *nur für Gruppensetting: ggf. Namensschilder BDI, BADS	5
Besprechung der Hausaufgaben	Arbeitsblatt 1.5: »Stimmungsprotokoll«	25
Zusammenfassender Überblick Rückfallprophylaxe	Flipchart	10
Zusammenfassung der wichtigsten Therapieinhalte	Arbeitsblatt 7.1: »Zusammenfassung der Therapieinhalte«	20

Tabelle 4.11 (Fortsetzung)

Kurselement	Materialien	Dauer (min)
Auswahl eines mittelfristigen Ziels	Arbeitsblatt 7.2: »Mein nächstes Ziel«	15
Planen der Aktivitäten für die kommende Woche	Arbeitsblatt 1.5: »Stimmungsprotokoll«	15
Hausaufgabe und Verabschiedung	Arbeitsblatt 7.1 und Arbeitsblatt 7.2	5

Besprechung der Wochenpläne

Die Auswertung der vereinbarten Hausaufgaben erfolgt wie gewohnt unter Verwendung des Leitfadens zur Auswertung der Wochenpläne (s. AB 1.1). Zusätzlich werden die individuellen Risikosituationen für einen Rückfall und die vom Patienten erarbeiteten Strategien besprochen. Gegebenenfalls erhält der Patient Rückmeldung und Hilfestellung durch den Therapeuten.

Der Fokus sollte vor allem darauf liegen, ob die Prinzipien der Verhaltensaktivierung erkannt und umgesetzt wurden. Genauso wichtig ist es, kritisch zu reflektieren, ob objektiv ersichtliche Problemsituationen (z. B. bevorstehende Pensionierung, Umzug, beruflicher Wechsel) übersehen wurden – diese sollten dem Patienten dann empathisch als evtl. zu berücksichtigende Schwierigkeiten rückgemeldet werden. In einigen Fällen melden Patienten zurück, für sich »überhaupt kein Risiko« zu sehen. Dies sollte kritisch hinterfragt werden. Argumentiert der Patient aus der Sicherheit, mit den neuen Strategien gut gerüstet zu sein, schätzt er das Rückfallpotenzial von Situationen ggf. nicht realistisch ein oder es stehen ängstliche Befürchtungen bzgl. eines Rückfalls hinter dieser Äußerung.

Zusammenfassender Überblick Rückfallprophylaxe und wichtigste Therapieinhalte

Die besprochene Analyse von Hochrisikosituationen wird ergänzt durch weitere wichtige Punkte der Sicherung und Aufrechterhaltung von Therapieerfolgen. Hierzu kann ein Flipchartpapier genutzt werden, um wichtige Erkenntnisse des Patienten festzuhalten (evtl. kann dies schon als Grundlage für den nächsten inhaltlichen Punkt dienen). An diesem Punkt können auch Strategien und Tipps des Patienten aufgenommen werden, wie das Erlernte im Alltag präsent gemacht werden kann (z. B. Notizbuch mit wichtigen Sätzen, To-do-Liste anlegen und Woche für Woche in kleinen Schritten abarbeiten, selbst Wochenpläne weiterführen, Risikosituationen ausschneiden und ins Portemonnaie legen…). Noch offene Fragen sollten geklärt und der Patient für treffende Zusammenfassungen verstärkt werden. Ziel ist es, die wichtigsten Therapieprinzipien (vgl. AB 7.1) noch einmal abzubilden.

> **!** Die Wirkung der Zusammenfassung von Therapieinhalten durch den Patienten sollte nicht unterschätzt werden! Sie stellt einen zentralen Wirkmechanismus in der Verhaltenstherapie dar: Dadurch, dass der Patient die Inhalte selbst noch einmal reproduzieren muss, werden sie tiefer verarbeitet und Patienten profitieren nachhaltiger von der Therapie.

Auswahl eines mittelfristigen Ziels

Um weiterhin einen Schwerpunkt auf aktives Verhalten zu setzen, soll sich der Patient ein mittelfristig realisierbares Ziel setzen, welches er nach Beendigung der Therapie selbstständig erreichen will. Der Therapeut achtet auf die Auswahl adäquater Ziele (realistisch, in Teilschritte untergliederbar, konkret formuliert) und ermuntert den Patienten, sich auf Arbeitsblatt 7.2 Notizen zu machen.

Planung der Aktivitäten für die kommende Woche

Der Patient plant die kommende Woche (s. AB 1.5). Auch erste Schritte zur Erreichung des mittelfristigen Ziels können hier bereits Thema sein. Aufgabe des Therapeuten ist es, konkrete Nachfragen bzgl. unklar formulierter Teilziele zu stellen und den Rückbezug zu Werten herzustellen. Es sollte auf kleinschrittige, konkrete, realistische Planung geachtet werden; gemeinsam sollten Therapeut und Patient Hürden und Barrieren besprechen und Lösungen zum Umgang mit diesen generieren.

Verabschiedung

Falls die Einzeltherapie nicht fortgesetzt wird, hat der Therapeut hier die Möglichkeit, sich bei dem Patienten für die gemeinsame Arbeit zu bedanken und kurz ein persönliches Feedback zu geben. Auch der Patient sollte die Gelegenheit haben, ein kurzes Schlussstatement abzugeben.

4.8.3 Besonderheiten im Gruppensetting

Bei der Zusammenfassung der wichtigsten Therapieinhalte im Gruppensetting sammeln die Therapeuten alle Wortmeldungen am Flipchart, welche später auch abgetippt und den Teilnehmern zugeschickt werden können. Noch offene Fragen sollten geklärt und die Patienten für treffende Zusammenfassungen verstärkt werden. Ziel ist es, die wichtigsten Therapieprinzipien (vgl. AB 7.1) noch einmal abzubilden.

Wichtig ist, dass am Ende des Gruppenprogramms für jeden einzelnen Patienten geklärt ist, ob und mit welchem zeitlichen Abstand der Übergang in die Einzeltherapie erfolgen soll. Ein »Handwerkszeug«, um die Depression zu bewältigen, haben die Patienten in den meisten Fällen nun erlernt, aber noch bestehende komorbide Störungen sollten möglichst zeitnah behandelt werden, zumal die Behandlungsaussichten – zum Beispiel für Angststörungen – besser sind, solange die Depressivität geringer ist.

Nach Beenden der Gruppentherapie ist es von zentraler Bedeutung, dass die Gruppentherapeuten Kontakt zu den Therapeuten aufnehmen, die die Patienten weiter in der Einzeltherapie betreuen. Dabei sollten wichtige Sitzungsinhalte, Äußerungen der Patienten, Gruppendynamiken oder weitere auffällige Aspekte zur Sprache kommen. Der Einzeltherapeut hat nun die Aufgabe, dafür zu sorgen, dass die Gruppeninhalte nicht verloren gehen und sie immer wieder während der Einzeltherapie aufzugreifen und Rückbezüge zu stellen, um ein optimales Weiterwirken der Inhalte zu gewährleisten. Ein wichtiger Wirkmechanismus bei der Verhaltenstherapie ist die Kohärenz, mit der ein Team auftritt. Sind die Anweisungen und Aussagen der einzelnen Teammitglieder kohärent, macht dies die Therapieinhalte und –aussagen für den Patienten nachvollziehbarer und kontrollierbarer. Stehen die Aussagen in Widerspruch zueinander, bringt dies Patienten eher dazu, Therapieinhalte zu hinterfragen. Deswegen ist es wichtig, dass die Teammitglieder sich gerade in der Übergangszeit zwischen Gruppen- und Einzeltherapie gut abstimmen.

! Es ist unbedingt zu vermeiden, dass für Patienten längere Wartezeiten beim Übergang von der Gruppen- in die Einzeltherapie entstehen!

5 Besonderheiten

5.1 Erfahrungen mit der Methode der Verhaltensaktivierung

Die hier beschriebene Methode wurde an der TU Dresden entwickelt und in den letzten Jahren an der dortigen Institutsambulanz und Tagesklinik für Psychotherapie (IAP-TUD; Leitung: Prof. Dr. Jürgen Hoyer) eingesetzt, weiterentwickelt und überprüft (Kunze, 2017; Lochmann & Hoyer, 2013). Bisher liegen ausgewertete Daten von 116 Patienten mit unipolaren Depressionen vor, welche das Gruppenprogramm zur Verhaltensaktivierung an der IAP TU Dresden absolviert haben. Das Durchschnittsalter in der Stichprobe beträgt 38 Jahre (Streuung 21-57 Jahre), die Geschlechterverteilung ca. 2:1, mit 61% weiblichen Teilnehmern. Etwa die Hälfte der Patienten berichtet zum Zeitpunkt der Therapie auf eine antidepressive Medikation (jedoch in stabiler Dosis) eingestellt gewesen zu sein.

Erste Analysen der gesammelten Daten verweisen auf eine Reduktion der depressiven Symptomatik zwischen Therapiebeginn und Therapieende (durchschnittliche Verbesserung im BDI-II, dem Beck-Depressions-Inventar Revision um 6 Punkte) sowie auf einen Anstieg in der Aktivierung der Patienten (durchschnittliche Zunahme der Aktivierung um 7 Punkte in der BADS, der Behavioral Activation for Depression Scale). Fast die Hälfte der Gruppentherapieteilnehmer erreichte zum Ende der Therapie einen subklinischen Depressionswert von unter 11 Punkten im Beck Depressionsinventar (Abb. 5.1). 84% der Patienten absolvierten 6 oder mehr Sitzungen des Gruppenprogramms, ca. 16% beendeten die Gruppentherapie vorzeitig oder nahmen an weniger als 6 Sitzungen teil. Die Wartezeit auf einen Therapieplatz an der IAP TU Dresden konnte durch das Gruppenprogramm um mehr als die Hälfte reduziert werden.

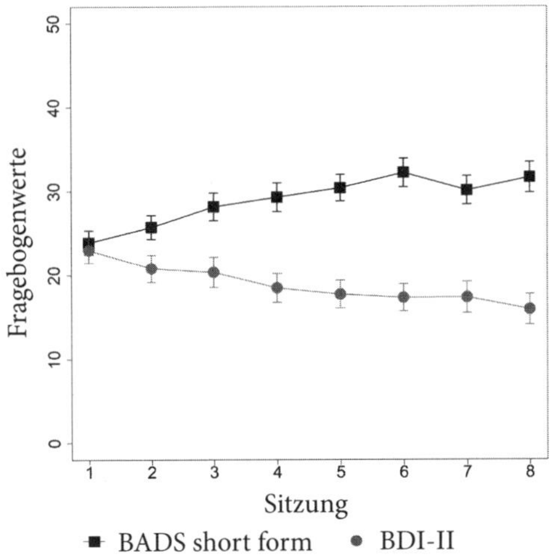

Abbildung 5.1 Mittelwerte und geschätzte 95%-Konfidenzintervalle der Skalen BADS short form und BDI-II für 116 Personen in den 8 Sitzungen der Verhaltensaktivierung. Die Steigerung der Aktivität sowie die Abnahme der depressiven Symptomatik sind deutlich erkennbar.

Die hier berichteten Daten haben einen vorläufigen Charakter, wobei das Fehlen einer Kontrollgruppe (aktiv oder als Wartekontrollgruppe) keine kausale Interpretation der Daten zulässt. Diese Erfahrungen belegen aus unserer Sicht aber die positive Akzeptanz des Ansatzes als Gruppenkonzept. Auffallend ist, dass die erreichte Depressionsreduktion derjenigen ähnelt, die in vollständigen, d.h. wesentlich längeren und aufwendigeren Therapien erreicht wird. Dabei gilt es aber zu bedenken, dass längere und aufwendigere Therapien aus Patientensicht keineswegs wünschenswert sein dürften (Cougle, 2012). Andererseits haben die meisten der von uns behandelten Patientinnen und Patienten mehr oder weniger zahlreiche komorbide psychische Störungen (z.B. soziale Angststörungen, somatoforme Störungen) oder komplexe Problembedingungen anderer Art, sodass sie sich in der Regel eine Fortsetzung der Therapie als Einzeltherapie wünschen.

Nach unseren Erfahrungen erweist sich eine wie von uns praktizierte gestufte Vorgehensweise als günstig, mit einer Basisintervention für alle (im Einzel-oder Gruppenformat), die Aktivitätenmonitoring und -planung enthält und die dann, wenn nötig, von weiteren Interventionen (z.B. kognitive Therapie oder Behandlung weiterer komorbider Störungen) gefolgt wird.

5.2 Verhältnis zu anderen verhaltensbezogenen Interventionen bei der Depression

In der anhaltenden Kontroverse um die Frage, ob und in welchen Fällen Pharmako- oder Psychotherapie für die Depressionsbehandlung geeignet ist, wird mitunter übersehen, dass die rein verhaltensbezogene Intervention des Schlafentzugs bei der akuten Depression eine ebenfalls vielversprechende Methode ist (Wirz-Justice, 2017). Ferner soll im Folgenden diskutiert werden, inwieweit Bewegung und Sport im Rahmen verhaltensaktivierender Interventionen sinnvoll integriert werden können.

5.2.1 Schlafentzug

Bei Menschen mit Depressionen wird mitunter Schlafentzug als Therapie eingesetzt. Man unterscheidet einen partiellen (teilweisen) Schlafentzug, bei dem nur in der zweiten Nachthälfte nicht geschlafen wird, von einem vollständigen Schlafentzug. Nach einem Schlafentzug kommt es in etwa der Hälfte der Fälle zu einer messbaren Verbesserung der Stimmung am Folgetag. Um den Effekt des Schlafentzugs über einige Tage zu erhalten, kann auf den Schlafentzug eine Schlafphasenvorverlagerung folgen. Wachtherapie mit Schlafphasenvorverlagerung zählt zu den Standardbehandlungsmethoden in der stationären Depressionsbehandlung und wird zusätzlich zur medikamentösen und psychotherapeutischen Behandlung angewandt. Oft geht eine Wachtherapie auch mit einer gleichzeitigen Lichttherapie einher, welche zusätzlich den circadianen Rhythmus positiv beeinflusst. Der Schlafentzug wirkt ausgleichend auf die Neurotransmitterungleichgewichte im Gehirn (beispielsweise Acetylcholin und Serotonin) und funktioniert am besten bei Depressionen, die tageszeitabhängig unterschiedlich stark auftreten (diese sind oft morgens nach dem Aufwachen stärker, dagegen schwächer am Abend, »Abendhoch«).

Das folgende Fallbeispiel illustriert, wie eine Änderung im Schlafverhalten im Rahmen der Aktivitätenplanung zu einer deutlichen Stimmungs- und Aktivitätsverbesserung führte.

Fallbeispiel

Schlafverhalten und Depression

Ein Patient äußerte in Sitzung 2, sein allerwichtigstes konkretes Ziel sei, dass er wieder früh aufstehen könne, um während der Dämmerung sein Jagdrevier zu inspizieren. Das sei für ihn im Moment die begrenzte Aktivität, von der sich unmittelbar am meisten Gewinn verspreche. Wenn der Wecker klingle, schlafe er allerdings ein, denn er leide derzeit unter akuter und massiver Schlaflosigkeit und fühle sich morgens um 5 Uhr elend und zerschlagen. Nach einer ausgiebigen Zieldiskussion, bei dem der Therapeut deutlich gegen dieses besonders hochgesteckte Ziel argumentierte, entschied sich der Patient dennoch, um 5 Uhr morgens aufzustehen, aber unter einer deutlichen Reduktion seiner Erwartungen. Es wurde vereinbart, dass er nicht erwarten könne, den Gang durch den Wald zu genießen, sondern dass das Ziel nur sein könne, das etablierte depressive Wach-Schlaf-Muster zu durchbrechen, um dann die Erfahrungen – wie auch immer sie seien – in der Therapie auszuwerten. Der außerhalb der Depression sehr gut organisierte Patient konnte diese Abmachung schließlich nicht nur nutzen, um einmalig sein dysfunktionales Wach-Schlaf-Muster zu durchbrechen, sondern er stand den gesamten Tag durch, ohne sich wieder schlafen zu legen und konnte sein Wach-Schlaf-Muster durch diesen Schritt bleibend verbessern. Er erlebte nicht nur eine deutliche Stimmungsverbesserung, sondern gleichzeitig ein starkes Gefühl der Kontrollierbarkeit im Hinblick auf die Depression.

5.2.2 Lauftherapie/Sport

»Körperliche Aktivität ist die billigste Medizin, aber äußerst wirksam« (Wiemeyer & Hänsel, 2017) – diese Aussage ist nicht nur auf körperliche Erkrankungen und vor allem ihre Prävention beschränkt. Bewegung und Sport sind für die Prävention psychischer Störungen allgemein von großer Bedeutung (vgl. z. B. Oertel & Matura, 2017; Schlicht & Brand, 2007). Sie sind mit einer geringeren Prävalenz psychischer Störungen assoziiert (Zschucke, Gaudlitz, & Ströhle, 2013) und dies gilt insbesondere für Depression. Bewegung und Sport sind aber auch für die Therapie psychischer Störungen von großer Bedeutung, insbesondere als Komponente multifaktorieller Behandlungspläne (Schlicht & Brand, 2007).

Die Bedeutung von Sport und Bewegung für die Behandlung leichter bis moderater Depressionen wurde in großen Studien bestätigt. Wissenschaftliche Übersichtsarbeiten belegen, dass depressive Symptome durch regelmäßig durchgeführte körperliche Aktivität abnehmen (Cooney et al., 2013; Wegner et al., 2014). Auch das Risiko, überhaupt an einer Depression zu erkranken, ist bei sportlich aktiven Menschen geringer (Mammen & Faulkner, 2013). So zeigte beispielsweise eine niederländische Studie, dass die depressive Symptomatik deutlich schneller zurückging, wenn die Patienten regelmäßig Sport trieben (ten Have, de Graaf, & Monshouwer, 2011). Inzwischen geht man davon aus, dass regelmäßige Bewegung eine wichtige Ergänzung zur medikamentösen und psychotherapeutischen Behandlung von Depressionen darstellt (Cooney et al., 2013).

Die Wirkungsweise von Sport auf das Gehirn wurde vielfach untersucht. So weiß man inzwischen, dass Sport – ähnlich wie ein Antidepressivum – den Serotoninspiegel im Gehirn steigen lässt und sich so positiv auf die Stimmung auswirkt (Dey, Singh, & Dey, 1992; Meeusen & De Meirleir, 1995). Zudem verringert Sport die Freisetzung von Stresshormonen (Gouarné, Groussard, Gratas-Delamarche, Delamarche, & Duclos, 2005).

Aus psychologischer Perspektive kann man davon ausgehen, dass das Gefühl, »den inneren Schweinehund überwunden« und etwas geleistet zu haben, die Selbstwirksamkeit und das Kontrollerleben steigert. Die überzeugende Studienlage zur Wirksamkeit von Sport gegen depressive Symptome führte sogar dazu, dass körperliches Training (im Sinne von Sport) als nichtmedikamentöse Therapieform in die S3-Leitlinien zur Behandlung depressiver Störungen aufgenommen wurden (DGPPN et al., 2009).

Übersicht

Im Zusammenhang mit der Verhaltensaktivierung ist wesentlich, dass Bewegung und Sport außerdem einen hohen Verstärkungswert haben können, und zwar aus mehreren Gründen:

(a) Die Ausübung der sportlichen Aktivität selbst macht Freude. Viele Menschen zählen sportliche Aktivitäten wie Wandern, Rad fahren, Schwimmen, Nordic Walking oder Jogging zu ihren wichtigsten und bevorzugten Hobbys, u. a. weil das Erleben der sportlichen Aktivität als unmittelbar angenehm empfunden wird und mit einem positiven Gefühl assoziiert ist.

(b) Zusätzlich ist die körperliche Aktivität, sofern sie mit den eigenen körperlichen Fähigkeiten im Einklang steht und nicht in übertriebener Form ausgeführt wird, gesund. Damit besteht ein Bezug zu Werten wie Gesundheit, Fitness, gutes Aussehen oder Gewichtsabnahme. Sie ist ferner mit dem Erleben der eigenen Selbstwirksamkeit verknüpft.

(c) Als zusätzlicher Verstärker wirkt bei Mannschafts- und Kampfsportarten die soziale Rückmeldung bzw. Unterstützung. Gelungene Aktionen werden – zumindest in funktionierenden Mannschaften – sofort belohnt. Alle sind daran interessiert, dass das Selbstbewusstsein jedes einzelnen Mannschaftsmitglieds in Ordnung ist oder sogar steigt.

Die vielfältigen und langfristigen Verstärkungswirkungen machen Sport und Bewegung zu einem idealen Ansatzpunkt für die Verhaltensaktivierung. Dies gilt zunächst für alle Patienten, die bereits einen Bezug zu sportlicher Betätigung haben. Bei Hobby- und Leistungssportlern haben wir die Lust an der Bewegung und die Fähigkeit, Durststrecken zu überwinden gerne als Ressource für die Verhaltensaktivierung genutzt. Sportler sind gewohnt, dass es nicht immer gleichermaßen Spaß macht, stehen aber in der Regel trotzdem zu ihrem Sport. Dieses Prinzip lässt sich gut auf die Verhaltensaktivierung übertragen: Dinge tun und beizubehalten, hinter denen man steht, auch wenn es nicht immer einfach ist, diese in den Alltag zu integrieren. Ein weiterer Vorteil im Bereich der körperlichen Aktivitäten ist, dass zunehmend Messinstrumente, wie zum Beispiel Schrittzahlmesser, als App zur Verfügung, die dabei helfen, die eigenen Aktivitäten objektiv zu erfassen, was zumindest einer Teilpopulation, nämlich den ehrgeizigen Patienten, eine willkommene Ergänzung sein kann.

Bei denjenigen, die in Bezug auf Sport keine Erfolgserwartungen haben und körperliche Betätigung möglicherweise schon lange vermieden haben, ist die Patientenpräferenz der wichtigste Wegweiser. Solange keine intrinsische Motivation besteht, ist die Wahrscheinlichkeit, dass ein Verhalten längerfristig durchgehalten und in den Alltag übertragen wird, gering. Wie bei der Ableitung der SMART-Goals bereits erläutert (s. Abschn. 4.4.2), spielt es keine Rolle, wie ambitioniert ein Ziel im Bereich der körperlichen Aktivität im Vergleich zu den Zielen anderer Patienten sein mag. Der Vergleichspunkt ist allein das vorher gezeigte (passive) individuelle Verhalten und jede noch so geringe Steigerung ist wertvoll, wenn ihr eine nennenswerte Anstrengung vorausging.

Ein Sonderfall ist dann gegeben, wenn sportliche Aktivitäten zunehmend eine Ersatzfunktion, ggf. auch Vermeidungsfunktionen, erfüllen und zwanghafte Züge annehmen (Kleinert, Hoyer, & Raven, 2013). Bei der Analyse wertbezogenen Verhaltens sollten dann gerade andere Werte im Vordergrund stehen, als diejenigen, die durch den Individualsport – oft nur scheinbar – bedient werden.

5.3 Ausblick

Die Verhaltensaktivierung ist eine Methode, die sich von anderen verhaltenstherapeutischen Techniken vor allem dadurch unterscheidet, dass das zugrunde liegende Prinzip sehr einfach zu verstehen und umzusetzen ist – sowohl für Therapeuten als auch für Patienten. Dabei sind die Erfolgsraten dieser einfachen Methode dennoch sehr gut: Die Responseraten liegen regelmäßig zwischen 66% und 70%; die Remissionsraten zwischen 61% und 64%. Damit sind die Erfolgsraten der Verhaltensaktivierung bei Depression vergleichbar mit denen kognitiver Verfahren (Richards et al., 2016). Kein anderes psychotherapeutisches Verfahren kann bessere Erfolgsraten vorweisen. Das Bemerkenswerte daran sind aber nicht unbedingt nur die Erfolgsraten selbst, die bei der Depression zu einem nicht zu unterschätzenden Anteil auch auf Spontanremissionen zurückzuführen sind, sondern dass diese Erfolge bei einer derart hohen Praktikabilität, Einfachheit, Klarheit und guten Vermittelbarkeit des Verfahrens erzielt werden. Hinzu kommt die gute Eignung für viele verschiedene Zielpopulationen, insbesondere solche, die durchaus nicht mit einem ausgeprägten psychologischen Vorwissen ausgestattet sind und von der Therapie weniger psychologisches Lernen und psychologische Konzepte erwarten, als unmittelbar praktikable Strategien (siehe zahlreiche Beispiele im Text; z. B. Hopko et al., 2011).

Auch im Hinblick auf das Setting erscheint die Technik breit und flexibel einsetzbar. Sie lässt sich unschwer sowohl im Einzel- wie im Gruppensetting nutzen und kann auch bei zeitlich restringierten Interventionsintervallen, z. B. im stationären Kontext, ohne Einschränkungen umgesetzt werden (Alexopoulos et al., 2016; Fereidooni et al., 2015; Folke et al., 2015; Snarski et al., 2011). Auch Internet und Smartphone-basierte Interventionsvarianten werden derzeit erprobt (z. B. Carlbring et al., 2013; Ly et al., 2015).

Das der Verhaltensaktivierung inhärente Menschenbild trägt zu der guten Akzeptanz bei: Menschen mit Depressionen haben nach dieser Auffassung keine »abstrakten« psychologischen Defekte oder Störungen, sondern sie verhalten sich nur »depressiv«, zum Beispiel weil sich in der Vergangenheit funktionale Verhaltensweisen automatisiert haben. Jeder kann nach und nach lernen, sich abhängig von (veränderten) psychologischen Kontexten (wieder) anders zu verhalten. Es geht nur um den Mut und die Bereitschaft, auszuprobieren, welche Verhaltensweisen zu einem wieder verbesserten Erleben führen.

! Damit ergibt sich eine de-stigmatisierende therapeutische Haltung, die zu Offenheit für neue Erfahrungen ermutigt, auf der Basis patientennaher Ziele Ausprobieren und »Versuch und Irrtum« unterstützt und dabei handlungs- und lösungsorientiert ist.

Trotz der prozeduralen Einfachheit ist die Methode psychologisch gesehen keineswegs »harmlos«. Sie setzt nach unseren klinischen Beobachtungen oft sehr wirksam psychologische Transformationen in Gang, die zuvor oft über Jahre vermieden wurden. Die scheinbar kleinen Schritte, die im Hinblick auf die Aktivitätenplanung vorzunehmen sind, setzen letztlich bedeutsame Prioritätensetzungen voraus. Oft werden durch Probleme bei der Umsetzung der einfachsten Aktivitäten Restriktionen in der eigenen Lebensgestaltung so deutlich, dass die Betroffenen endlich wieder wichtige Lebensentscheidungen, insbesondere beruflicher Art, treffen können. Zuvor überwertige Ziele im Beruf oder in anderen Rollen (Überforderung als Mutter und pflegende Person), können relativiert werden und eine stärkere Orientierung an anderen, zuvor vernachlässigten Zielen kann Schritt für Schritt ausprobiert werden. Statt des für Depressive typischen Erlebens »ich funktioniere nur noch«, ist wieder, manchmal auch erstmals, ein deutlich ausgeprägtes Autonomie- und Selbstwirksamkeitserleben möglich.

Kanter et al. (2010) fordern aufgrund dieser Erfolgsbilanz, dass zumindest die Kernelemente der Verhaltensaktivierung – Aktivitätenmonitoring und Aktivitätenplanung – am Beginn jeder psychotherapeutischen Depressionsbehandlung stehen sollen. Dabei betonen die Autoren die Möglichkeit eines »stepped-care«, also schrittweisen Ansatzes: Nur bei Patienten, bei denen die Aktivitätenplanung noch nicht ausreichend ist, sollen die weiteren Teilinterventionen der Verhaltensaktivierung und/oder weitere Elemente (kognitiver) Verhaltenstherapie eingesetzt werden. Aktivitätenmonitoring und –planung sind nicht zuletzt auch als Instrumente zu betrachten, die wichtige verlaufsdiagnostische Beobachtungen ermöglichen:

- Wie psychologisch flexibel ist ein Patient?
- Wie umstellungsfähig ist er?
- Wie stark ist er bereit, Verantwortung für die eigenen Gefühle zu übernehmen?

Je nachdem, wie die Antworten auf diese Fragen ausfallen, erscheinen weitere in der Depressionsbehandlung bewährte Methoden, wie interpersonelle Strategien oder kognitive Therapieelemente, unmittelbar indiziert.

Eine spannende Frage für die Forschung wird sein, inwieweit der Ansatz auch bei Syndromen jenseits der Depression, bei denen aber ebenfalls das Gefühl der Unkontrollierbarkeit, die Delegation von Verantwortung und eine Passivität im Hinblick auf wertebezogenes Handeln zu bemerken ist, erfolgreich eingesetzt werden kann. Beispiele für erste Untersuchungen sind in den Bereichen Adipositas (Alfonsson et al., 2015), Substanzstörungen (MacPherson et al., 2010) und psychotischen Störungen (Mairs et al., 2011) zu sehen. Auch der ergänzende Einsatz bei Menschen, bei denen – zum Bespiel wegen einer posttraumatischen Belastungsstörung – neben einer Expositionstherapie eine aktivierende Komponente für die Therapie gesucht wird, erscheint aussichtsreich (Gros et al., 2012) und der Einsatz bei Patienten mit komorbiden Störungen grundsätzlich wenig problematisch.

Unabhängig davon, ob sich eine solche Ausweitung des Indikationsbereiches der Verhaltensaktivierung wissenschaftlich bestätigen lassen wird, kann dieses Vorgehen heute sicher als eine zentrale Technik der Verhaltenstherapie angesehen werden.

Anhang

Arbeitsmaterialien

Prüfungsfragen

Hinweise zu den Arbeitsmaterialien

Literatur

Sachwortverzeichnis

AB 1.1 Leitfaden zur Auswertung der Aktivitätenprotokolle

Zur Vorbereitung auf die kommende Sitzung

(1) Welche Aktivitäten hatte ich geplant?

____

____

____

(2) Welche habe ich umgesetzt? Wie waren meine Stimmung und mein Befinden dabei? Was hat mir geholfen?

____

____

____

____

(3) Welche habe ich nicht umsetzen können? Was waren Hindernisse, Hürden etc.?

____

____

____

____

(4) Wie kann ich in Zukunft mit diesen Schwierigkeiten umgehen (Besprechung in der Gruppe)?

____

____

____

(5) Was ist mir darüber hinaus aufgefallen?

____

____

____

(6) Welche Fragen habe ich?

____

____

____

AB 1.2 Übersicht über die Inhalte der Gruppenbeziehungen

Sitzung	Inhalte
1	Vorstellung, Informationen über Rahmenbedingungen und Inhalte »Was ist Depression und wie kann die Therapie mir helfen?«
2	Aktiv werden bei Depression: das Prinzip der Verhaltensaktivierung
3	Denken ist auch Verhalten: Umgang mit Grübelgedanken Individuelle ausführliche Planung von Aktivitäten
4	Probleme aktiv lösen: Elemente aus dem Problemlöse-Training Erfahrungsaustausch bzgl. bisheriger Aktivitäten
5	Soziale Netzwerke: die Rolle von sozialem Rückzug und sozialen Kontakten
6	Themenschwerpunkt nach Bedarf
7	Rückfallprophylaxe 1: individuelle Frühwarnzeichen und Hochrisikosituationen
8	Rückfallprophylaxe 2: Zusammenfassung und Planen eines mittelfristigen Ziels Verabschiedung in der Gruppe

Gruppen-Grundsätze

(1) Die Schweigepflicht ist das oberste Gruppenprinzip: »Was in der Gruppe passiert, bleibt in der Gruppe und wird nicht nach Außen gelangen.«

(2) Störungen und Probleme innerhalb der Gruppe haben Vorrang und müssen innerhalb der Gruppe geklärt werden. Erst dann ist eine wohlwollende und funktionierende Zusammenarbeit möglich.

(3) Die Redebeiträge aller Gruppenteilnehmer werden aufmerksam verfolgt und beachtet. Innerhalb der Gruppe herrscht Akzeptanz auch dann, wenn jemand einmal *nichts* sagen möchte.

(4) Die Gruppenmitglieder unterstützen sich untereinander, wenn möglich und erwünscht.

(5) Jeder sprich vor allem von *sich*. Es geht nicht um gesellschaftliche Zustände oder darum, andere Mitglieder der Gruppe zu »besprechen«.

(6) Fragen und Unklarheiten sollen jederzeit offen angesprochen werden. Alle Mitglieder profitieren von den Fragen anderer Teilnehmer.

Kontaktdaten:

Ansprechpartner: ______________________________

Telefonnummer: ______________________________ .

E-Mail-Adresse: ______________________________ .

Sie sind von etwas betroffen, das von Ärzten oder Psychologen als »Depression« diagnostiziert wurde. Häufig ist jedoch gar nicht eindeutig klar, was dieser Begriff umfasst, welche Unterschiede es geben kann und welche Kriterien der Diagnose zugrunde liegen.

Sie erhalten auf dieser Seite Informationen darüber, wann Fachleute von einer »Depression« sprechen.

Von einer Depression spricht man, wenn mehrere (mindestens fünf) der folgenden Merkmale über einen Zeitraum von mehr als zwei Wochen fast ständig auftreten:

(1) Gefühle von Traurigkeit, Niedergeschlagenheit oder Hoffnungslosigkeit
(2) Beständige Interesselosigkeit und Freudlosigkeit oder das Gefühl innerer Leere, selbst wenn positive Ereignisse eintreten
(3) körperliche Beschwerden, wie schnelle Erschöpfung oder unerklärliche Müdigkeit
(4) Appetitverlust oder Gewichtsverlust (seltener auch Appetit- oder Gewichtszunahme)
(5) Einschlafstörungen, Durchschlafstörungen oder frühes Erwachen
(6) Verlangsamung, lähmende Hemmung oder seltener quälende Unruhe, Angst und Erregung
(7) Mangel oder Verlust von sexuellem Interesse
(8) Merk- und Konzentrationsstörungen oder Schwierigkeiten, selbst alltägliche Entscheidungen zu treffen
(9) mangelndes Selbstwertgefühl und Selbstvertrauen, Selbstvorwürfe und -anklagen, Schuldgefühle
(10) Gedanken an den Tod, bis hin zu Selbstmordgedanken

Betroffene Patienten nennen darüber hinaus auch andere Beschwerden, wie zum Beispiel körperliche Schmerzen oder Magenprobleme. Eine Depression kann vielfältige Erscheinungsbilder und Begleiterscheinungen haben.

AB 1.4 Modell der Depression mit Fokus Verhaltensaktivierung (nach Martell et al, 2010)

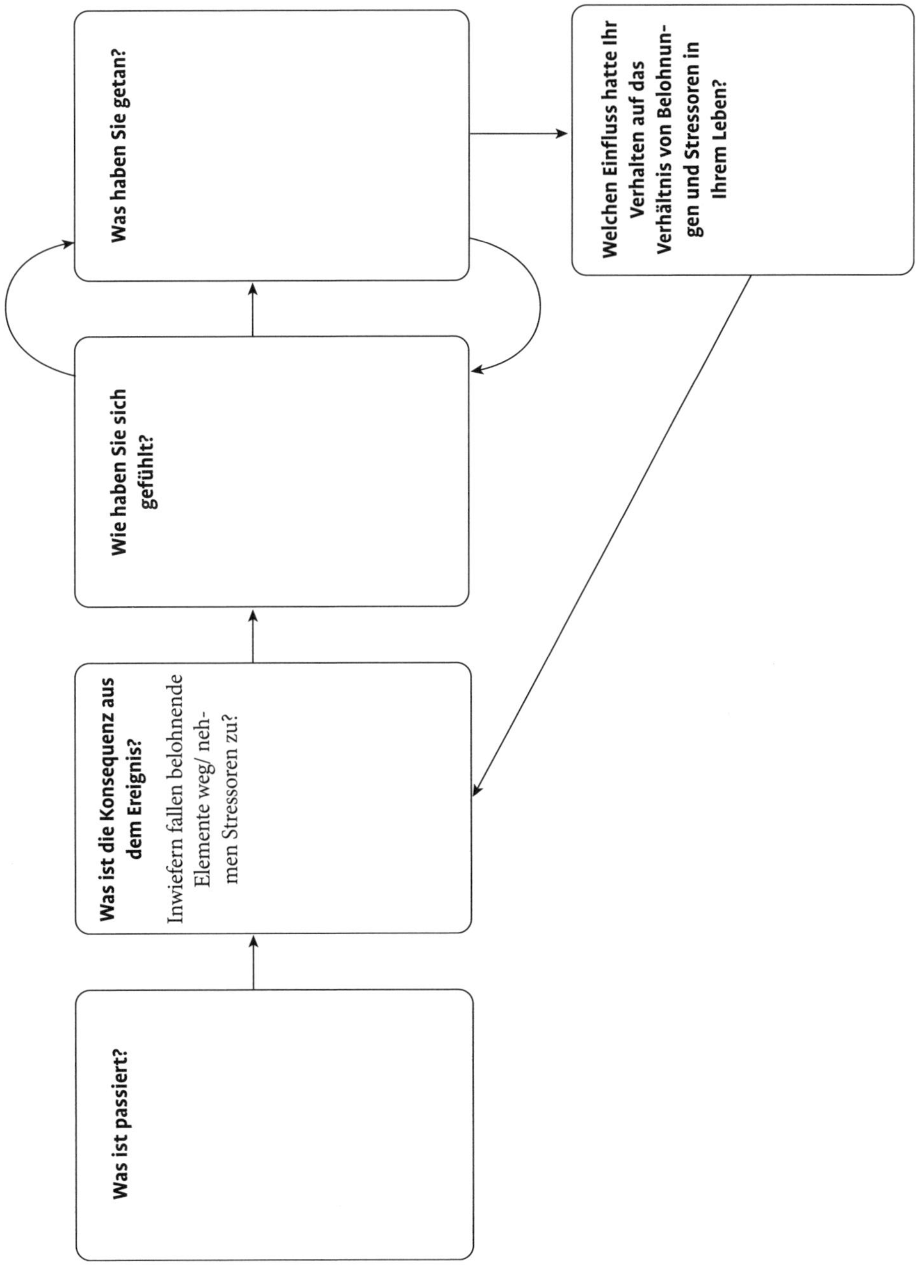

AB 1.5 Stimmungsprotokoll für die Woche von ______ bis______ 1/2

Bitte tragen Sie in der kommenden Woche alle ein bis zwei Stunden Ihre Stimmung und deren Intensität (0 = sehr schwach bis 10 = sehr stark) ein. Notieren Sie kurz, was Sie in diesem Zeitraum getan haben. Achten Sie bitte besonders auf Veränderungen in Ihrer Stimmung.

	Montag		**Dienstag**		**Mittwoch**		**Donnerstag**		**Freitag**		**Samstag**		**Sonntag**	
Uhrzeit	**Aktivität**	**Stimmung**	**Aktivität**	**Stimmung**	**Aktivität**	**Stimmung**	**Aktivität**	**Stimmung**	**Aktivität**	**Stimmung**	**Aktivität**	**Stimmung**	**Aktivität**	**Stimmung**
0 bis 1														
1 bis 2														
2 bis 3														
3 bis 4														
4 bis 5														
5 bis 6														
6 bis 7														
7 bis 8														
8 bis 9														
9 bis 10														
10 bis 11														
11 bis 12														

Uhrzeit	Montag		Dienstag		Mittwoch		Donnerstag		Freitag		Samstag		Sonntag	
	Aktivität	Stimmung	Aktivität	Stimmung	Aktivität	Stimmung	Aktivität	Stimmung	Aktivität	Stimmung	Aktivität	Stimmung	Aktivität	Stimmung
12 bis 13														
13 bis 14														
14 bis 15														
15 bis 16														
16 bis 17														
17 bis 18														
18 bis 19														
19 bis 20														
20 bis 21														
21 bis 22														
22 bis 23														
23 bis 0														

Um tatsächlich aktiv etwas an Ihrem Verhalten zu verändern, ist es wichtig, zu verstehen, warum wir die Dinge tun, die wir tun.

Verhalten wird in gegebenen Situationen aus den verschiedensten Gründen gezeigt:

(1) Etwas in Ihrer Umgebung passiert und Sie reagieren darauf.
Beispiel: Eine Freundin ruft an und sagt den geplanten Kinobesuch mit Ihnen ab und Sie weinen.
Ihr Verhalten (Weinen) ist die Reaktion auf ein Ereignis (Anruf und Absage der Freundin).

(2) Ein Verhalten hat positive Konsequenzen.
Beispiel: Sie essen ein Stück Kuchen und haben sofort einen süßen, leckeren Geschmack im Mund.
Ihr Verhalten (Kuchen essen) hat eine positive, erwünschte Konsequenz (angenehmer Geschmack) hervorgerufen.
Wenn ein Verhalten solche positiven Konsequenzen hat, *erhöht sich die Wahrscheinlichkeit*, dass Sie etwas derartiges zukünftig wieder tun.

(3) Ihr Verhalten entfernt negative Umstände.
Beispiel: Ihr Partner schreit Sie an; Sie verlassen das Zimmer und schließen die Tür.
Ihr Verhalten (Tür schließen und aus dem Zimmer gehen) hat einen unangenehmen Umstand (angeschrien werden) beendet.
Wenn ein Verhalten negative Umstände beendet, *erhöht sich die Wahrscheinlichkeit*, dass Sie etwas
derartiges zukünftig wieder tun.

Um also ihr Verhalten besser verstehen zu können, beachten Sie folgende drei Schritte:

(1) Identifizieren Sie das Verhalten.

____

(2) Fragen Sie sich: »Wie war die Situation kurz bevor das Verhalten aufgetreten ist?«

____

(3) Fragen Sie sich: »Was waren die Konsequenzen des Verhaltens?«

____

AB 2.2 Die Spirale sich bessernder Stimmung

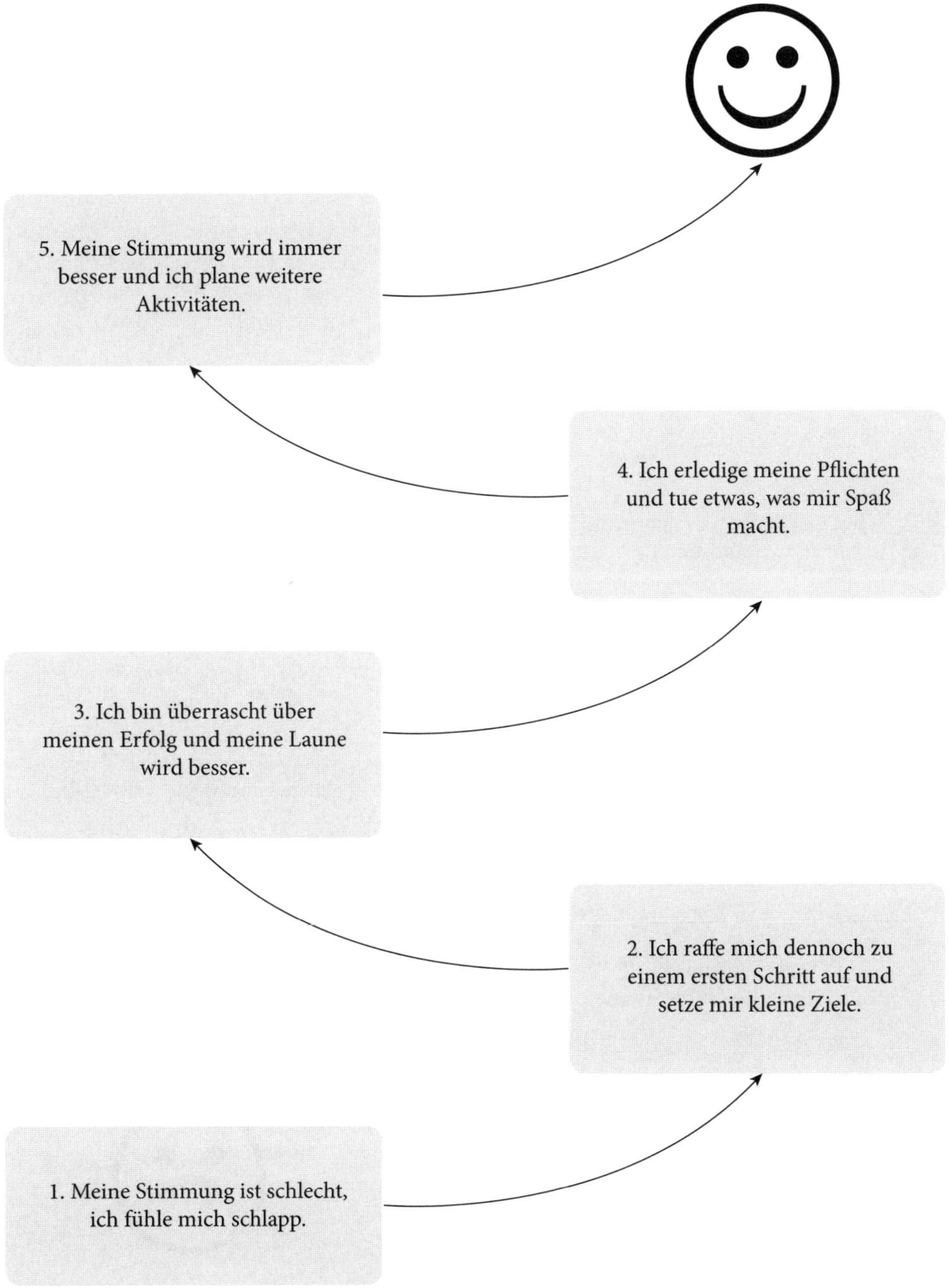

AB 2.2 Die Spirale sich bessernder Stimmung 2/2

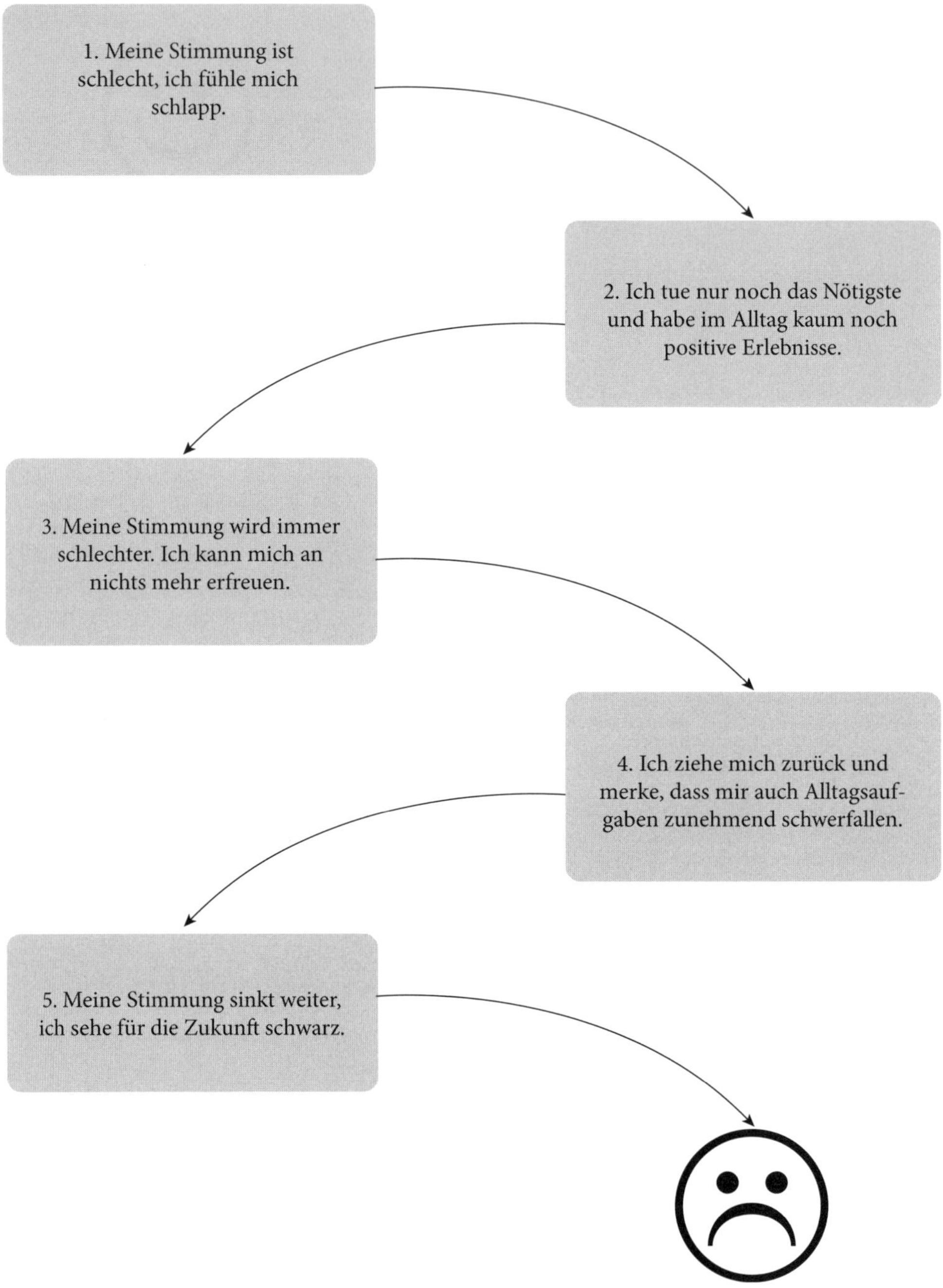

AB 2.3 Ziele und Werte – Aktivitäten, die ich aufgegeben habe

Versuchen Sie, sich die unten genannten Lebensbereiche zu verdeutlichen. Wie wichtig sind Ihnen die einzelnen Bereiche und welche Ziele verfolgen Sie konkret im Hinblick darauf? Schätzen Sie dann im Hinblick auf einige Ihrer Verhaltensweisen in den letzten Wochen ein, ob Ihr Verhalten dem Ziel zuträglich (+) oder eher abträglich (–) war.

Lebensbereich	**Wie wichtig? (0–10)**	**Verhalten in den letzten Wochen (+) oder (–)?**	**Konkretes Ziel (Was möchten Sie in diesem Bereich evtl. verändern? *Wie* möchten Sie sein?)**
Körperliche Fitness/ Gesundheit			
Familie			
Arbeit/Studium			
Hausarbeit			
Finanzen und Kapital			
Gesellschaftliches Engagement			
Freundschaften und soziale Kontakte			
Paarbeziehung			
Sexualität			
Religion/Spirituelles			
Kreativität, Kunst			
Freizeitgestaltung			

AB 2.4 Aktivitätsplanung

Auf diesem Arbeitsblatt geht es darum, einzelne Aktivitäten oder Verhaltensweisen zu planen. Tragen Sie etwas, das Sie in der nächsten Woche tun möchten, ein und überlegen Sie bereits im Vorfeld, was eventuell dazwischenkommen könnte, also welche Hindernisse der Erledigung der Aktivität im Weg stehen könnten. Was können Sie tun, um diesen Hürden zu begegnen und um das geplante Verhalten trotzdem zu zeigen?

Tragen Sie die geplante Aktivität in Ihren Wochenplan genau an dem Tag und zu der Uhrzeit ein, zu der Sie sie ausführen wollen. Nachdem Sie die Situation erlebt haben bewerten Sie bitte, wie es Ihnen bei der Aktivität ging.

Aktivität	mögliche Hindernisse	mögliche Lösungen für die Hindernisse	Ergebnis und Stimmung

AB 3.1 Wann und worüber grübele ich?

Das Problem beim Grübeln ist zumeist, dass Sie sich zwar gedanklich immer und immer wieder mit einem Thema beschäftigen, aber nicht wirklich zu einer Lösung kommen. In unserer Therapie soll es vor allem darum gehen, welche Konsequenzen das Grübeln für Sie hat. Die Inhalte sind dabei momentan zunächst zweitrangig. Bitte überlegen Sie, wann Sie besonders viel grübeln oder ob Ihnen eine typische Situation aus der letzten Woche einfällt. Wie reagieren Sie, was tun Sie, wenn das Grübeln beginnt?

Grübelthema (z. B. immer wieder über einen Streit nachdenken, der passiert ist)	Wann am häufigsten? (z. B. abends vor dem Einschlafen)	Wie reagiere ich darauf? (z. B. Weinen, mich zurückziehen)

AB 3.2 Was kann ich aktiv gegen das Grübeln tun?

Möglichkeiten, aktiv gegen das Grübeln vorzugehen:
(1) Entscheiden: Ist das Grübeln hilfreich oder nicht (Zwei-Minuten-Regel)
(2) aktive Problemlösung
(3) achten auf Wahrnehmungen
(4) refokussieren, d.h. auf einzelne Schritte einer vorliegenden Aufgabe konzentrieren
(5) aktives Ablenken (körperlich oder geistig)

Bitte überlegen Sie, in welcher Ihrer Grübelsituationen Sie eine neue Strategie einsetzen könnten. Welche Folgen hätte dies für Sie?

Grübelsituation (z. B. abends im Bett immer wieder darüber nachdenken, warum ich gestern nicht bei meiner Freundin vorbeigeschaut habe)	Welche neuen Verhaltensweisen kann ich zeigen (z. B. aktive Problemlösung)	Welche Konsequenz erlebe ich (z. B. Gefühl, etwas geschafft zu haben)

Ich verpflichte mich, in den kommenden Wochen folgende aktive Strategien bei Grübelgedanken auszuprobieren und die Wirkung zu beobachten:

- ▶ ______________________________
- ▶ ______________________________
- ▶ ______________________________

Konkret formulieren

Um ein Problem aktiv angehen zu können, ist es zunächst entscheidend, dass es ganz konkret formuliert wird. Statt »Ich fühle mich schlecht« ist es hilfreicher zu sagen »Ich verbringe zu viel Zeit damit, vor dem Fernseher zu sitzen und an eine Freundin zu denken, die weggezogen ist«. So können Sie genau schildern, wann das Problem auftrat, für wie lange etc. Dieser Schritt ist entscheidend für die weitere aktive Lösung des Problems.

Alle möglichen Lösungen aufschreiben

Der nächste Schritt beinhaltet ein »Brainstorming«. Schreiben Sie alle Lösungen, die Ihnen für das konkrete Problem einfallen, auf. Es können ruhig auch Lösungen dabei sein, die Ihnen unrealistisch oder schwierig erscheinen – zunächst geht es darum, einen möglichst großen Fundus an Lösungen zu schaffen.

Die beste Lösung auswählen

In diesem Schritt ist nun Ihre Entscheidung gefordert. Das Ziel ist es, eine Lösung auszuwählen, die Ihnen unter den gegebenen Umständen am besten erscheint. Das heißt, die Lösung sollte in Richtung des gewünschten Ergebnisses führen, realistisch und durchführbar sein und konkret formuliert werden. Manchmal gibt es keine Optimallösung. Dann geht es darum, diejenige Strategie zu wählen, die am ehesten die oben genannten Kriterien erfüllt.

Ausführung

Nachdem Sie eine Entscheidung getroffen haben, wie Sie das Problem am besten aktiv angehen wollen, folgt nun die Umsetzung der Strategie. Hier profitieren Sie davon, wenn Sie Ihre Lösung im Schritt vorher in klare und eindeutige Schritte zerlegt haben. Ihr Aktivitäts-Wochenplan kann Sie bei der Durchführung unterstützen.

Das Ergebnis überprüfen

Hier geht es darum, genau zu beobachten, welche Konsequenzen Ihr Lösungsansatz hatte. Achten Sie dabei auf Gefühle, Gedanken und Reaktionen anderer, die bei oder nach der Durchführung auftauchen. Führt die gewählte Strategie Sie in die Richtung, die Sie angezielt haben? Wenn dem so ist: Prima, Sie scheinen eine geeignete Strategie zum Umgang mit dem Problem gefunden zu haben. Sollte sich durch Ihr Experiment nichts verändert haben, so haben Sie dadurch ebenfalls etwas gelernt: dass diese Strategie in dieser Situation anscheinend nicht passend war und somit eine andere Lösung ausprobiert werden sollte.

Erneuter Durchlauf der fünf Schritte

Wenn die Lösung nicht zum gewünschten Ergebnis geführt hat, sollten Sie noch einmal die bisherigen Schritte überprüfen. Lässt sich noch etwas daran verändern, kann man das Problem z. B. nach der Erfahrung noch konkreter formulieren oder ist ein anderer Schwerpunkt zu setzen? Lassen Sie sich nicht entmutigen, die Erfahrung, eine Strategie auszuschließen, ist ebenso wichtig für den Lernprozess.

Aktives Problemlösen an einem eigenen Beispiel

Welches konkrete Problem?

↓

Welche Lösungen sind denkbar?

↓

Für welche Lösung entscheide ich mich?

↓

Durchführung

↓

Wurde das gewünschte Ziel erreicht?

nein (→ zurück zu „Welches konkrete Problem?")

↓

ja

AB 5.1 Soziale Beziehungen und Depression

Sehr häufig gibt es einen Zusammenhang zwischen Problemen im sozialen Umfeld und Depression. Entweder waren Probleme im zwischenmenschlichen Bereich daran beteiligt, dass sich eine Depression entwickelt hat oder Beziehungen sind durch depressive Symptome beeinträchtigt wurden (z. B. durch Rückzug aus gemeinsamen Unternehmungen). Wenn sich Freunde oder Bekannte abwenden, kann dies wiederum zu einer Verschlechterung der depressiven Symptome beitragen.

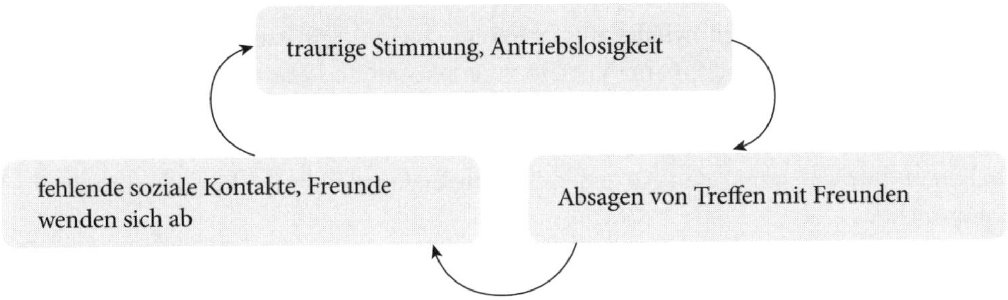

Daher ist ein wichtiger Bestandteil der Therapie, bestehende soziale Netzwerke aufrechtzuerhalten oder neue Bekanntschaften zu knüpfen, um aus diesem »Teufelskreis« herauszukommen.

Wer ist für mich hilfreich und unterstützend?

Bitte notieren Sie zunächst die Namen von Personen, die für Sie in Ihrem Leben bisher unterstützend und hilfreich waren.

Nun schreiben Sie neben jeden Namen, wann Sie zuletzt Kontakt mit dieser Person hatten.

Außerdem schätzen Sie bitte ein, wie zufrieden Sie mit der aktuellen Beziehung zu der Person sind (von 1 = überhaupt nicht zufrieden, bis 5 = extrem zufrieden).

Was stellen Sie fest? Treffen Sie unterstützende wichtige Personen in Ihrem Leben regelmäßig? Wie zufrieden sind Sie mit den Beziehungen zu diesen Personen? Wenn Sie nicht zufrieden sind, liegt das daran, dass in der Beziehung etwas nicht stimmt? Oder liegt es daran, dass Sie sich zurückgezogen haben und weniger Zeit mit den Menschen verbracht haben? Vielleicht merken Sie, dass Sie etwas verändern möchten.

Auch hier ist es wichtig, darauf zu achten in kleinen Schritten eine Veränderung anzustreben. Wenn Ihr Ziel ist, mehr Zeit mit wichtigen Personen zu verbringen, lohnt es sich, die einzelnen Schritte genau anzuschauen. Mögliche Schritte können sein:
(a) eine Liste mit Personen anfertigen, mit denen Sie mehr Zeit verbringen wollen
(b) einige Personen aussuchen, mit denen Sie telefonieren möchten
(c) mit einer Person Kaffee trinken gehen
(d) Freunde/Familie zum gemeinsamen Kochen einladen

Alle diese Ziele können wieder in konkrete, kleine Schritte gefasst werden, um mögliche Hindernisse bereits im Vorfeld zu erkennen und aus dem Weg zu räumen.

Überlegen Sie, welche Situationen für Sie schwierig sind, welches Ziel Sie konkret haben und welche konkreten einzelnen Schritte Sie unternehmen können, um das Ziel zu erreichen.

Situation	Welches Ziel verfolge ich?	Welche Schritte kann ich unternehmen?
Beispiel: Es ist mir zu viel, mit einer guten Freundin tanzen zu gehen, obwohl wir das sonst gemeinsam sehr häufig tun.	Zeit mit der Freundin verbringen, mit ihr reden und mich austauschen	1. mir eine konkrete Situation und Alternative überlegen: Freitag um 15 Uhr im Café XYZ, wenn es regnet lieber in Kneipe XY. 2. mir die wichtigsten Punkte notieren 3. die Freundin anrufen/ E-Mail schreiben und fragen, ob sie Zeit hat

AB 5.2 »Buddy« – Vertrag

Zur Umsetzung neuer Verhaltensweisen ist es oft sehr hilfreich, eine Person zu haben, die Sie bei der Durchführung neuer Aktivitäten unterstützt. Deshalb können Sie sich innerhalb oder außerhalb der Gruppe einen so genannten »Buddy« suchen, mit dem Sie zusammenarbeiten.

Dies sollte jemand sein, der Ihnen sympathisch ist und bei dem Sie sich vorstellen können, dass Sie evtl. auch gemeinsam neue Aktivitäten durchführen könnten. Zum Beispiel könnte telefonischer Kontakt zwischen den Sitzungen bestehen, in dem Sie sich gegenseitig unterstützen, Fragen klären und Ideen für schwierige Situationen sammeln können.

Mein »Buddy« für die kommende Zeit zwischen den Gruppensitzungen ist

____

Wir vereinbare folgende Schritte und Situationen, in denen mich mein »Buddy« unterstützt, wir uns austauschen etc.:

- ____________________________________
- ____________________________________
- ____________________________________
- ____________________________________
- ____________________________________
- ____________________________________
- ____________________________________
- ____________________________________

________________	________________	________________
(Ort, Datum)	Unterschrift Teilnehmer/in	Unterschrift »Buddy«

AB 6.1 Meine Frühwarnzeichen

Körper	
Gedanken	
Stimmung/ Gefühle	
Verhalten	
Sonstiges	

AB 6.2 Hochrisikosituationen

Es ist wichtig, auch nach der Therapie selbst zu erkennen, wann Umstände vorliegen, die das Auftreten einer depressiven Episode wahrscheinlicher machen. Wenn Sie diese Situationen gut identifizieren, wird es Ihnen leichter fallen, die passenden Strategien und Verhaltensweisen auszuwählen, um einer depressiven Entwicklung entgegenzuwirken.

Bitte wählen Sie deshalb zunächst drei Situationen aus, von denen Sie denken, dass sie Ihr ganz persönliches Rückfallrisiko steigern.

Dann überlegen Sie, welche Erfahrungen und Strategien Sie bisher aus der Therapie mitgenommen haben – welche Verhaltensweisen können in der beschriebenen Situation hilfreich sein und vor einem Rückfall schützen?

Risikosituation 1:	**Was kann ich tun?**
____________________ ____________________ ____________________ ____________________ ____________________	______________________________ ______________________________ ______________________________ ______________________________ ______________________________
Risikosituation 2:	**Was kann ich tun?**
____________________ ____________________ ____________________ ____________________ ____________________	______________________________ ______________________________ ______________________________ ______________________________ ______________________________
Risikosituation 3:	**Was kann ich tun?**
____________________ ____________________ ____________________ ____________________ ____________________	______________________________ ______________________________ ______________________________ ______________________________ ______________________________

AB 7.1 Zusammenfassung der Therapieinhalte

(1) Welche Bedingungen *erhöhen* das Risiko, dass ich wieder in eine depressive Phase komme?

(2) Welche meiner Verhaltensweisen tragen zur *Aufrechterhaltung* der Depressionsspirale bei?

(3) Welche »antidepressiven« Verhaltensweisen sollte ich *beibehalten* oder *verstärken*?

(4) Was kann ich tun, um die Chancen zu erhöhen, dass ich meine antidepressiven Verhaltensweisen auch über längere Zeit tatsächlich durchführe (Stichwort *Hürden)?*

AB 7.2 Mein nächstes Ziel

Bitte wählen Sie ein Ziel aus, das sie mittelfristig (innerhalb der nächsten zwei bis vier Monate) erreichen wollen. Achten Sie darauf, dass dieses Ziel konkret formuliert und auch für Sie realistisch erreichbar ist.

Mein nächstes Ziel:

____

Nun denken Sie zurück an alle Inhalte aus der Therapie, die für die Erreichung Ihres Ziels wichtig sind. Was müssen Sie beachten, in welcher Reihenfolge gehen Sie vor, welche Hindernisse könnte es bei der Zielerreichung geben und wie können Sie aktiv damit umgehen?

Bitte notieren Sie Ihre Überlegungen.

Prüfungsfragen

(jeweils eine richtige Antwort)

(1) Die Verhaltensaktivierung hat ihre Wurzel in den Ansätzen von...
a) Lewinsohn.
b) Jacobson.
c) Hautzinger.
d) Beck.

(2) Die ENGAGE-Therapie eignet sich speziell für den Einsatz bei...
a) Patienten mit Psychose.
b) Jugendlichen.
c) Patienten mit bipolarer Störung.
d) älteren Menschen.

(3) Welche sind die beiden Hauptkomponenten der Verhaltensaktivierung?
a) Kontingenzmanagement und Problemlösen
b) Aktivitätenplanung und Entspannung
c) Aktivitätenmonitoring und Problemlösen
d) Aktivitätenmonitoring und Aktivitätenplanung

(4) Welche Methode findet über das gesamte Verfahren der Verhaltensaktivierung durchgehend Anwendung?
a) Problemlösetraining
b) Kognitive Umstrukturierung
c) Aktivitäts-Stimmungs-Protokolle
d) Entspannung

(5) Was spielt nach dem Depressionsmodell nach Martell et al. (2010) eine zentrale Rolle bei der Aufrechterhaltung einer Depression?
a) fehlende soziale Kontakte
b) das eigene Verhalten
c) ungünstige Umweltbedingungen
d) dysfunktionale Grundannahmen

(6) Für Patienten mit Überlastungs-Depression führt die Verhaltensaktivierung...
  a) nicht zu empfehlen, da sie zu noch mehr Überlastung führt.
  b) zu empfehlen, wenn zunächst belastende Verhaltensweisen abgebaut werden.
  c) zu empfehlen, da ein Aufbau positiver Aktivitäten mit fest eingeplanten Pausen einhergeht.
  d) zu empfehlen nach einem stationären Aufenthalt.

(7) Was spielt beim Führen von Tagesprotokollen KEINE wichtige Rolle?
  a) zeitnahe Einträge
  b) Eintragen von Grübelzeiten

Hinweise zu den Arbeitsmaterialien

Die hier im Anhang aufgeführten Materialien finden Sie auch auf unserer Internetseite (http://www.beltz.de). Sie kommen zu diesen Materialien, indem Sie auf die Seite des Titels gehen, den Link zum Arbeitsmaterial anklicken und folgendes Passwort eingeben: **CqQSRb5C** (bitte Groß- und Kleinschreibung beachten).

Dann können Sie das Material herunterladen. Wenn Sie die Seite schließen, kommen Sie zurück zur Inhaltsübersicht. Da das Arbeitsmaterial nur so lange zur Verfügung steht, wie das Buch lieferbar ist, empfehlen wir Ihnen, es sich auf dem eigenen Rechner zu speichern.

Übersicht zu den Arbeitsblättern:

- 1.1 Leitfaden zur Auswertung der Aktivitätenprotokolle
- 1.2 Übersicht über die Inhalte der Gruppensitzungen
- 1.3 Depression – was ist das?
- 1.4 Modell der Depression mit Fokus Verhaltensaktivierung nach Martell et al. (2010)
- 1.5 Stimmungsprotokoll
- 2.1 Lernen Sie, Ihr Verhalten besser zu verstehen
- 2.2 Die Spirale sich bessernder Stimmung/niedergeschlagener Stimmung
- 2.3 Ziele und Werte – Aktivitäten, die ich aufgegeben habe
- 2.4 Aktivitätsplanung
- 3.1 Wann und worüber grübele ich?
- 3.2 Was kann ich aktiv gegen das Grübeln tun?
- 4.1 Aktives Problemlösen
- 4.2 Aktives Problemlösen/eigenes Beispiel
- 5.1 Soziale Beziehungen und Depression
- 5.2 »Buddy« – Vertrag
- 6.1 Meine Frühwarnzeichen
- 6.2 Hochrisikosituationen
- 7.1 Zusammenfassung der Therapieinhalte
- 7.2 Mein nächstes Ziel

Lehrvideos online ansehen
Außerdem können Sie auf unserer Internetseite (http://www.beltz.de) einen Videoclip zum Thema »Verhaltensaktivierung« ansehen. Weitere Fallvideos zu anderen verhaltenstherapeutischen Techniken finden Sie in Neudeck, P. (2015). Techniken der Verhaltenstherapie. Beltz Video-Learning. DVD (240 Min.), ISBN 978-3-621-28218-5.

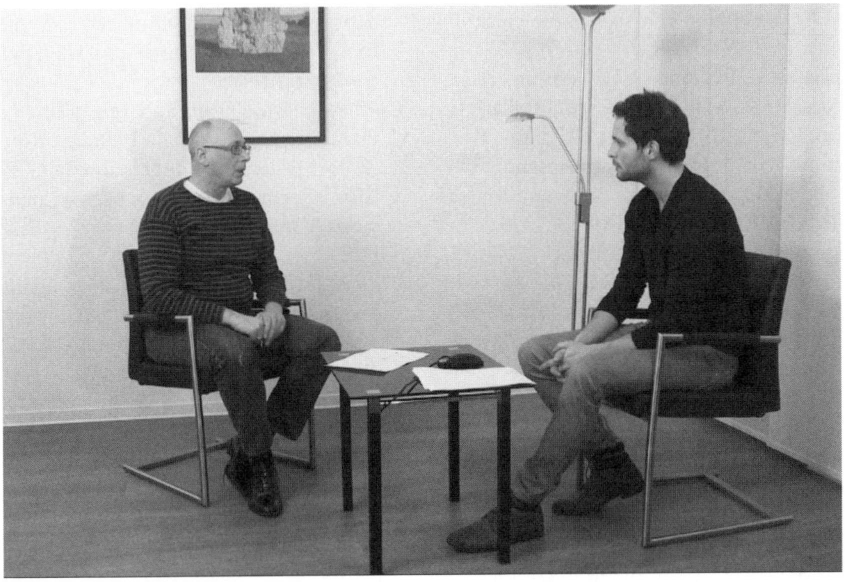

Literatur

Alexopoulos, G. S., & Arean, P. (2014). A model for streamlining psychotherapy in the RDoC era: The example of «Engage". Molecular Psychiatry, 19(1), 14–9.

Alexopoulos, G. S., Raue, P. J., Gunning, F., Kiosses, D. N., Kanellopoulos, D., Pollari, C., Arean, P. A. (2016). «Engage" Therapy: Behavioral Activation and improvement of late-life Major Depression. The American Journal of Geriatric Psychiatry, 24(4), 320–326.

Alfonsson, S., Parling, T., & Ghaderi, A. (2015). Group behavioral activation for patients with severe obesity and binge eating disorder: A randomized controlled trial. Behavior Modification, 39(2), 270–294.

American Psychiatric Association. (1989). GAF-Skala (Global Assessment of Functioning).

American Psychiatric Association. (2013). Diagnostic and statistical manual of mental disorders (DSM-5®).

Barrera, M. (1979). An evaluation of a brief group therapy for depression. Journal of Consulting and Clinical Psychology, 47(2), 413–415.

Beesdo-Baum, K., & Wittchen, H.U. (2011). Depressive Störungen: Major Depression und Dysthymie. In H. U. Wittchen & J. Hoyer (Eds.), Klinische Psychologie und Psychotherapie (879–914). Heidelberg: Springer.

Carlbring, P., Hägglund, M., Luthström, A., Dahlin, M., Kadowaki, Å., Vernmark, K., & Andersson, G. (2013). Internet-based behavioral activation and acceptance-based treatment for depression: A randomized controlled trial. Journal of Affective Disorders, 148(2–3), 331–337.

Chen, J., Liu, X., Rapee, R. M., & Pillay, P. (2013). Behavioural activation: A pilot trial of transdiagnostic treatment for excessive worry. Behaviour Research and Therapy, 51(9), 533–539.

Chu, B. C., Crocco, S. T., Esseling, P., Areizaga, M. J., Lindner, A. M., & Skriner, L. C. (2016). Transdiagnostic group behavioral activation and exposure therapy for youth anxiety and depression: Initial randomized controlled trial. Behaviour Research and Therapy, 76, 65–75.

Cooney, G. M., Dwan, K., Greig, C. A., Lawlor, D. A., Rimer, J., Waugh, F. R., ... Mead, G. E. (2013). Exercise for depression. In G. E. Mead (Ed.), Cochrane Database of Systematic Reviews. Chichester, UK: John Wiley & Sons, Ltd.

Cougle, J. R. (2012). What makes a quality therapy? A consideration of parsimony, ease, and efficiency. Behavior Therapy, 43(3), 468–481.

Cuijpers, P. (2017). Four decades of outcome research on psychotherapies for adult depression: An overview of a series of meta-analyses. Canadian Psychology, 58, 7–19.

Cuijpers, P., van Straten, A., & Warmerdam, L. (2007). Behavioral activation treatments of depression: A meta-analysis. Clinical Psychology Review, 27(3), 318–326.

Daughters, S. B., Magidson, J. F., Schuster, R. M., & Safren, S. A. (2010). ACT HEALTHY: A combined cognitive-behavioral depression and medication adherence treatment for HIV-infected substance users. Cognitive and Behavioral Practice, 17, 309–321.

Dey, S., Singh, R. H., & Dey, P. K. (1992). Exercise training: Significance of regional alterations in serotonin metabolism of rat brain in relation to antidepressant effect of exercise. Physiology & Behavior, 52(6), 1095–1099.

DGPPN, Bäk, KBV, Awmf, AkdÄ, BPtK, ... DGRW. (2009). S3-Leitlinie/Nationale VersorgungsLeitlinie Unipolare Depression – Langfassung.

Dimidjian, S., Barrera, M., Martell, C., Noz, R. F. M., & Lewinsohn, P. M. (2011). The origins and current status of Behavioral Activation Treatments for Depression. Annual Review Clinical Psychology, 7(1), 1–38.

Dimidjian, S., Hollon, S. D., Dobson, K. S., Schmaling, K. B., Kohlenberg, R. J., Addis, M. E., … Jacobson, N. S. (2006). Randomized trial of behavioral activation, cognitive therapy, and antidepressant medication in the acute treatment of adults with major depression. Journal of Consulting and Clinical Psychology, 74(4), 658–670.

Dobson, K. S., Hollon, S. D., Dimidjian, S., Schmaling, K. B., Kohlenberg, R. J., Gallop, R. J., … Jacobson, N. S. (2008). Randomized trial of behavioral activation, cognitive therapy, and antidepressant medication in the prevention of relapse and recurrence in major depression. Journal of Consulting and Clinical Psychology, 76(3), 468–477.

Doran, G. T. (1981). There's a S.M.A.R.T. way to write management's goals and objectives. Management Review, 70(11), 35–36.

D'Zurilla, T. J., & Goldfried, M. R. (1971). Problem solving and behavior modification. Journal of Abnormal Psychology, 78(1), 107–26.

Ekers, D., Richards, D., & Gilbody, S. (2008). A meta-analysis of randomized trials of behavioural treatment of depression. Psychological Medicine, 38(5), 611–623.

Farmer, R. F., & Chapman, A. L. (2008). Behavioral interventions in cognitive behavior therapy: Practical guidance for putting theory into action. Washington, D.C.: American Psychological Association.

Fereidooni, S., Gharaei, B., Birashk, B., Sahraeian, A., & Hoseini, S. (2015). Efficacy of group behavioral activation treatment as supplemental treatment to pharmacotherapy in inpatients with depressive disorders. Journal of Mood Disorders, 5(3), 104.

Fiedler, P. (2005). Verhaltenstherapie in Gruppen?: Psychologische Psychotherapie in der Praxis. Weinheim: Beltz.

Folke, F., Hursti, T., Tungström, S., Söderberg, P., Kanter, J. W., Kuutmann, K., … Ekselius, L. (2015). Behavioral activation in acute inpatient psychiatry: A multiple baseline evaluation. Journal of Behavior Therapy and Experimental Psychiatry, 46, 170–181.

Fossati, P., Ergis, A. M., & Allilaire, J. F. (2002). Executive functioning in unipolar depression: A review. L'Encephale, 28(2), 97–107.

Fuchs, C. Z., & Rehm, L. P. (1977). A self-control behavior therapy program for depression. Journal of Consulting and Clinical Psychology, 45(2), 206–215.

Gollwitzer, P. M. (1999). Implementation intentions: Strong effects of simple plans. American Psychologist, 54, 493–503.

Gouarné, C., Groussard, C., Gratas-Delamarche, A., Delamarche, P., & Duclos, M. (2005). Overnight urinary cortisol and cortisone add new insights into adaptation to training. Medicine and Science in Sports and Exercise, 37(7), 1157–1167.

Gros, D. F., Price, M., Strachan, M., Yuen, E. K., Milanak, M. E., & Acierno, R. (2012). Behavioral activation and therapeutic exposure: an investigation of relative symptom changes in PTSD and depression during the course of integrated behavioral activation, situational exposure, and imaginal exposure techniques. Behavior Modification, 36(4), 580–599.

Grosscup, S. J., & Lewinsohn, P. M. (1980). Unpleasant and pleasant events, and mood. Journal of Clinical Psychology, 36(1), 252–259.

Hautzinger, M. (2003). Kognitive Verhaltenstherapie bei Depressionen: Behandlungsanleitungen und Materialien. Weinheim: Beltz.

Hautzinger, M. (Ed.). (2013). Kognitive Verhaltenstherapie Behandlung psychischer Störungen im Erwachsenenalter. Weinheim: Beltz.

Hautzinger, M., Bailer, M., Worall, H., & Keller, F. (1995). BDI Beck-Depressions-Inventar Testhandbuch. Bern: Huber.

Hautzinger, M., Keller, F., & Kühner, C. (2009). BDI-II. Beck-Depressions-Inventar. Revision. Frankfurt: Pearson-Assessment.

Hautzinger, M., & Po?ssel, P. (2017). Kognitive Interventionen. Göttingen: Hogrefe.

Herrle, J., & Kühner, C. (Eds.). (1994). Depression bewa?ltigen?: Ein kognitiv-verhaltenstherapeutisches Gruppenprogramm nach P.M. Lewinsohn. Weinheim: Beltz.

Herrnstein, R. J. (1970). On the law of effect. Journal of the Experimental Analysis of Behavior, 13(2), 243–266.
Hopko, D. R., Armento, M. E. A., Robertson, S. M. C., Ryba, M. M., Carvalho, J. P., Colman, L. K., … Lejuez, C. W. (2011). Brief behavioral activation and problem-solving therapy for depressed breast cancer patients: Randomized trial. Journal of Consulting and Clinical Psychology, 79(6), 834–849.
Hopko, D. R., Lejuez, C. W., & Hopko, S. D. (2004). Behavioral Activation as an intervention for coexistent depressive and anxiety symptoms. Clinical Case Studies, 3(1), 37–48.
Hopko, D. R., Lejuez, C. W., Ruggiero, K. J., & Eifert, G. H. (2003). Contemporary behavioral activation treatments for depression: Procedures, principles, and progress. Clinical Psychology Review, 23(5), 699–717.
Hoyer, J., & Gloster, A. T. (2013). Psychologische Flexibilität messen: Der Fragebogen zu Akzeptanz und Handeln. Verhaltenstherapie, 23(1), 42–44.
Hoyer, J., & Teismann, T. (im Druck). Verhaltensaktivierung. In H.-U. Wittchen & J. Hoyer (Eds.), Klinische Psychologie und Psychotherapie (3. Auflage). Heidelberg: Springer.
Hoyer, J., & Teismann, T. (2016). Behavioral Activation for Depression Scale – Deutsche Version. www. psychometrikon.

Jacobson, N. S., Dobson, K. S., Truax, P. A., Addis, M. E., Koerner, K., Gollan, J. K., … Prince, S. E. (1996). A component analysis of cognitive-behavioral treatment for depression. Journal of Consulting and Clinical Psychology, 64(2), 295–304.
Jahoda, A., Melville, C., Cooper, S.-A., Hastings, R., Briggs, A., Dagnan, D., … Jones, R. S. P. (2015). BEAT-IT: Comparing a behavioural activation treatment for depression in adults with intellectual disabilities with an attention control: Study protocol for a randomised controlled trial. Trials, 16(1), 595.
Johnsen, T. J., & Friborg, O. (2015). The effects of cognitive behavioral therapy as an anti-depressive treatment is falling: A meta-analysis. Psychological Bulletin, 141(4), 747–768.
Joiner, T. E. (1994). Contagious depression: Existence, specificity to depressed symptoms, and the role of reassurance seeking. Journal of Personality and Social Psychology, 67, 287–296.

Kanter, J. W., Manos, R. C., Bowe, W. M., Baruch, D. E., Busch, A. M., & Rusch, L. C. (2010). What is behavioral activation?. A review of the empirical literature. Clinical Psychology Review, 30(6), 608–620.
Kirsch, I. (2016). Der Placeboeffekt in der antidepressiven Behandlung. Verhaltenstherapie, 26, 55–61.
Kleinert, J., Hoyer, J., & Raven, H. (2013). Zwanghaftes und extrinsisch reguliertes Sport- und Bewegungsverhalten. In H.-W. Hoefert & C. Klotter (Eds.), Gesundheitszwänge (306–325). Lengerich: Pabst Science Publishers.
Krämer, L. V., Helmes, A. W., & Bengel, J. (2014). Understanding activity limitations in depression. European Psychologist, 19, 278–288.
Kumar, P., Waiter, G. D., Dubois, M., Milders, M., Reid, I., & Steele, J. D. (2017). Increased neural response to social rejection in major depression. Depression and Anxiety, 34, 1049–1056.
Kunze, M. (2017). Mediiert Verhaltensaktivierung die Symptomreduktion bei Depressionen? (Masterarbeit). Dresden: TU Dresden.

Lejuez, C. W., Hopko, D. R., Acierno, R., Daughters, S. B., & Pagoto, S. L. (2011). Ten year revision of the brief behavioral activation treatment for depression: revised treatment manual. Behavior Modification, 35(2), 111–161.
Lejuez, C. W., Hopko, D. R., & Hopko, S. D. (2001). A brief behavioral activation treatment for depression. Behavior Modification, 25(2), 255–286.
Lewinsohn, P. M. (1974). A behavioral approach to depression. In J. C. Coyne (Ed.), Essential papers on depression (150–172). New York: New York University Press.
Lewinsohn, P. M., & Graf, M. (1973). Pleasant activities and depression. Journal of Consulting and Clinical Psychology, 41(2), 261–268.
Lewinsohn, P. M., Hoberman, H. M., & Rosenbaum, M. (1988). A prospective study of risk

factors for unipolar depression. Journal of Abnormal Psychology, 97(3), 251–264.
Lewinsohn, P. M., Hoberman, H. M., Teri, L., & Hautzinger, M. (1985). An integrative theory of depression. In R. R. Reiss, S., Bootzin (Ed.), Theoretical Issues in Behavior Therapy (331–359). Orlando: Academic Press.
Lewinsohn, P. M., & Libet, J. (1972). Pleasant events, activity schedules, and depressions. Journal of Abnormal Psychology, 79(3), 291–295.
Lewinsohn, P. M., & Shaffer, M. (1971). Use of home observations as an integral part of the treatment of depression; preliminary report and case studies. Journal of Consulting and Clinical Psychology, 37(1), 87–94.
Lewinsohn, P. M., Steininmetz, J. L., Antonuccio, D., & Teri, L. (1984). Group Therapy for Depression: The Coping with Depression Course. International Journal of Mental Health, 13(3–4), 8–33.
Lewinsohn, P. M., & Talkington, J. (1979). Studies on the measurement of unpleasant events and relations with depression. Applied Psychological Measurement, 3(1), 83–101.
Libet, J. M., & Lewinsohn, P. M. (1973). Concept of social skill with special reference to the behavior of depressed persons. Journal of Consulting and Clinical Psychology, 40(2), 304–312.
Lochmann, E., & Hoyer, J. (2013). Verhaltensaktivierung bei Depression. PiD – Psychotherapie Im Dialog, 14(3), 57–60.
Ly, K. H., Topooco, N., Cederlund, H., Wallin, A., Bergström, J., Molander, O., … Andersson, G. (2015). Smartphone-supported versus full behavioural activation for depression: A randomised controlled trial. PLOS ONE, 10(5).
MacPherson, L., Tull, M. T., Matusiewicz, A. K., Rodman, S., Strong, D. R., Kahler, C. W., … Lejuez, C. W. (2010). Randomized controlled trial of behavioral activation smoking cessation treatment for smokers with elevated depressive symptoms. Journal of Consulting and Clinical Psychology, 78(1), 55–61.
MacPhillamy, D. J., & Lewinsohn, P. M. (1974). Depression as a function of levels of desired and obtained pleasure. Journal of Abnormal Psychology, 83(6), 651–657.
Maddux, J. E., & Meier, L. J. (1995). Self-efficacy and depression. In J. E. Maddux (Ed.), Self-efficacy, adaptation, and adjustment (143–169). Boston: Springer.
Magidson, J. F., Roberts, B. W., Collado-Rodriguez, A., & Lejuez, C. W. (2014). Theory-driven intervention for changing personality: expectancy valuetheory, behavioral activation, and conscientiousness. Developmental Psychology, 50, 1442–1450.
Mairs, H., Lovell, K., Campbell, M., & Keeley, P. (2011). Development and pilot investigation of behavioral activation for negative symptoms. Behavior Modification, 35(5), 486–506.
Mammen, G., & Faulkner, G. (2013). Physical activity and the prevention of depression. American Journal of Preventive Medicine, 45(5), 649–657.
Manos, R. C., Kanter, J. W., Rusch, L. C., Turner, L. B., Roberts, N. A., & Busch, A. M. (2009). Integrating functional analytic psychotherapy and Behavioral Activation for the treatment of relationship distress. Clinical Case Studies, 8(2), 122–138.
Margraf, J., & Wilhelm, E. (2000). Habit Reversal Training. In J. Margraf & S. Schneider (Eds.), Lehrbuch der Verhaltenstherapie (551–553). Heidelberg: Springer.
Martell, C. R., Addis, M. E., & Jacobson, N. S. (2001). Depression in context?: Strategies for guided action. New York: W.W. Norton.
Martell, C. R., Dimidjian, S., & Herman-Dunn, R. (2010). Behavioral activation for depression?: A clinician's guide. New York: Guilford Press.
Mazzucchelli, T., Kane, R., & Rees, C. (2009). Behavioral activation treatments for depression in adults: A meta-analysis and review. Clinical Psychology: Science and Practice, 16(4), 383–411.
McCauley, E., Gudmundsen, G., Schloredt, K., Martell, C., Rhew, I., Hubley, S., & Dimidjian, S. (2016). The Adolescent Behavioral Activation Program: Adapting Behavioral Activation as a treatment for depression in adolescence. Journal of Clinical Child & Adolescent Psychology, 45(3), 291–304.
McMahon, K., Herr, N. R., Zerubavel, N., Hoertel, N., & Neacsiu, A. D. (2016). Psychotherapeutic treatment of Bipolar Depression.

Psychiatric Clinics of North America, 39(1), 35–56.
Meeusen, R., & De Meirleir, K. (1995). Exercise and brain neurotransmission. Sports Medicine, 20(3), 160–188.
Mühlig, S., & Poldrack, A. (im Druck). Kognitive Therapiemethoden. In H.-U. Wittchen & J. Hoyer (Eds.), Klinische Psychologie & Psychotherapie (3. Auflage). Heidelberg: Springer.

Nasrin, F., Rimes, K., Reinecke, A., Rinck, M., & Barnhofer, T. (2017). Effects of brief behavioural activation on approach and avoidance tendencies in acute depression: Preliminary findings. Behavioural and Cognitive Psychotherapy, 45(1), 58–72.

Oertel, V., & Matura, S. (2017). Zusammenfassung: Psychische Gesundheit und körperliche Aktivität. In Bewegung und Sport gegen Burnout, Depressionen und Ängste (45–47). Heidelberg: Springer.

Pagoto, S., Bodenlos, S., Schneider, K. L., Olendzki, B., Spates, C. R., & Ma, Y. (2008). Initial investigation of behavioral activation therapy for co-morbid major depressive disorder and obesity. Psychotherapy: Theory, Research, Practice, Training, 45, 410–415.
Porter, J. F., Spates, C. R., & Smitham, S. (2004). Behavioral activation group therapy in public mental health settings: A pilot investigation. Professional Psychology: Research and Practice, 35(3), 297–301.

Renner, F., Ji, J. L., Pictet, A., Holmes, E. A., & Blackwell, S. E. (2017). Effects of engaging in repeated mental imagery of future positive events on Behavioural Activation in individuals with major depressive disorder. Cognitive Therapy and Research, 41(3), 369–380.
Richards, D. A., Ekers, D., McMillan, D., Taylor, R. S., Byford, S., Warren, F. C., … Finning, K. (2016). Cost and Outcome of Behavioural Activation versus Cognitive Behavioural Therapy for Depression (COBRA): A randomised, controlled, non-inferiority trial. The Lancet, 388(10047), 871–880.
Risch, A. K., Stangier, U., Heidenreich, T., & Hautzinger, M. (2012). Kognitive Erhaltungstherapie (KET). Kognitive Erhaltungstherapie bei rezidivierender Depression. Heidelberg: Springer.
Ritschel, L. A., Ramirez, C. L., Jones, M., & Craighead, W. E. (2011). Behavioral Activation for depressed teens: A pilot study. Cognitive and Behavioral Practice, 18(2), 281–299.

Santos, M. M., Rae, J. R., Nagy, G. A., Manbeck, K. E., Hurtado, G. D., West, P., … Kanter, J. W. (2017). A client-level session-by-session evaluation of behavioral activation's mechanism of action. Journal of Behavior Therapy and Experimental Psychiatry, 54, 93–100.
Schlicht, W., & Brand, R. (2007). Ko?rperliche Aktivita?t, Sport und Gesundheit?: Eine interdisziplina?re Einfu?hrung. Weinheim: Beltz Juventa.
Schwarzer, R., Lippke, S., & Luszczynska, A. (2011). Mechanisms of health behavior change in persons with chronic illness or disability: The Health Action Process Approach (HAPA). Rehabilitation Psychology, 56(3), 161–170.
Snarski, M., Scogin, F., DiNapoli, E., Presnell, A., McAlpine, J., & Marcinak, J. (2011). The effects of Behavioral Activation therapy with inpatient geriatric psychiatry patients. Behavior Therapy, 42(1), 100–108.
Soucy Chartier, I., & Provencher, M. D. (2013). Behavioural activation for depression: Efficacy, effectiveness and dissemination. Journal of Affective Disorders.
Sturmey, P. (2009). Behavioral activation is an evidence-based treatment for depression. Behavior Modification, 33(6), 818–829.

Teismann, T., Ertle, A., Furka, N., Willutzki, U., & Hoyer, J. (2016). The German version of the Behavioral Activation for Depression Scale (BADS): A psychometric and clinical investigation. Clinical Psychology {&} Psychotherapy, 23(3), 217–225.
ten Have, M., de Graaf, R., & Monshouwer, K. (2011). Physical exercise in adults and mental health status. Journal of Psychosomatic Research, 71(5), 342–348.

Wegner, M., Helmich, I., Machado, S., Nardi, A. E., Arias-Carrion, O., & Budde, H. (2014). Effects of exercise on anxiety and depression disorders: Review of meta- analyses and neurobiological mechanisms. CNS & Neurological Disorders Drug Targets, 13(6), 1002–1014.

Wiemeyer, J., & Hänsel, F. (2017). Körperliche Aktivität. In Bewegung und Sport gegen Burnout, Depressionen und Ängste (3–11). Heidelberg: Springer.

Wirz-Justice, A. (2017). Chronotherapeutics (light and wake therapy) in affective disorders*. Psychological Medicine, 35, 939–944.

Youngren, M. A., & Lewinsohn, P. M. (1980). The functional relation between depression and problematic interpersonal behavior. Journal of Abnormal Psychology, 89(3), 333–341.

Zschucke, E., Gaudlitz, K., & Ströhle, A. (2013). Exercise and physical activity in mental disorders: Clinical and experimental evidence. Journal of Preventive Medicine & Public Health, 46 (Suppl 1), 12–21.

Sachwortverzeichnis

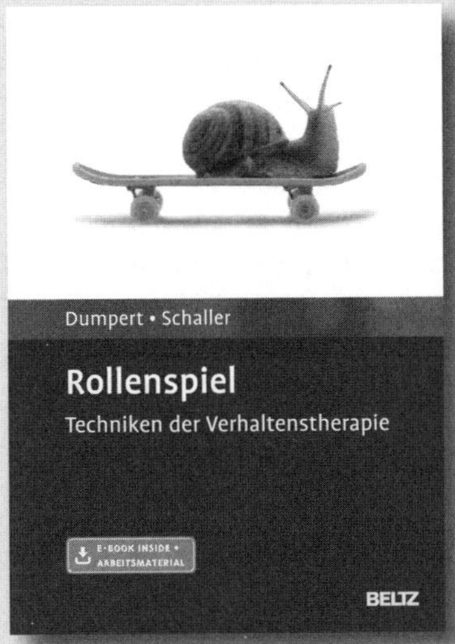
Dumpert • Schaller
Rollenspiel
Techniken der Verhaltenstherapie
E-BOOK INSIDE + ARBEITSMATERIAL
BELTZ